Cuentos para adultos

Historias relajantes sobre el sueño para la meditación guiada de todos los días [Bedtime Stories for Adults, Spanish Edition]

Clara La Madre

Tabla de contenido

Los doce hermanos

Érase una vez un rey y una reina que vivían en paz unos con otros y tuvo doce hijos, pero éstos eran todos varones. Y el rey le dijo a su esposa: "Si el hijo es de dar a luz una niña, a continuación, los doce niños son a morir para que su riqueza puede ser grande y el reino cae con él a solas." También tenía doce ataúdes hechos que ya estaban llenos de virutas de madera, y en cada yacía la almohada de los muertos, y los había puesto en una habitación cerrada, entonces se dio la llave a la reina y le dijo que no decirle a nadie sobre él.

La madre, sin embargo, estaba sentado todo el día y de luto, por lo que el hijo más pequeño, que siempre estaba con ella, y al que llamaba Benjamin después de la Biblia, le dijo: "Querida madre, ¿por qué estás tan triste?" - "Querido Niño 'respondió ella,' yo no te puedo decir." Pero él no le dejó ninguna paz hasta que salió y abrió la habitación y le mostró los doce disparos llenos de virutas de madera. Luego dijo: "Mi querido Benjamín, estos ataúdes han sido hechas por su padre para usted y sus once hermanos, por si me dan a luz a una niña, entonces todos serán asesinados y enterrados en ella." Y cuando lloraba mientras ella fue que dijo, el hijo la consoló y le dijo: "No llores, querida madre, nos ayudará a nosotros mismos ya y va a desaparecer." Pero ella dijo: "Ve por el bosque con sus once hermanos, y uno siempre se sienta en el árbol más alto que se puede encontrar y mantener el reloj y el aspecto de la torre aquí en el castillo. Si le doy a luz a un hijo, voy a poner en una bandera blanca, y entonces puede volver; si me dan a luz a una pequeña hija, voy a poner en una bandera roja, y luego huir tan rápido como sea posible, y que

Dios te ayude. Todas las noches me quiere levantarse y orar por usted, en invierno, que puede calentarse por un incendio, en verano, que no permanezcan en el calor. "Tan rápido como sea posible, y que Dios te ayude. Cada noche quiero que levantarse y rezar por ti, en invierno, que puede calentarse por un incendio, en verano, que no permanezcan en el calor." Como más rápido que puedas, y que Dios te ayude. Todas las noches me quiere levantarse y orar por usted, en invierno, que puede calentarse por un incendio, en verano, que no permanezcan en el calor. "

Después de bendecir a sus hijos, salieron hacia el bosque. Un hombre se detuvo en el otro, se sentó en el roble más alto, y buscó la torre. Cuando once días fueron alrededor y llegó el turno a Benjamin, vio cómo una bandera se puso. No era el blanco, pero la bandera roja sangre que proclamó que todos deberían morir. Como los hermanos oyeron esto, se enojaron y dijeron: "¿Hay que sufrir la muerte por causa de una niña! Juramos que queremos tomar venganza. Cuando nos encontramos con una chica, vamos a su flujo de sangre."

Luego fueron más en el bosque, y en el centro de la misma, donde era más oscura, se encontraron con un poco de maldijo pequeña casa, vacía. Entonces ellos dijeron: "Aquí queremos vivir y que, Benjamin, que son los más jóvenes y los más débiles, debe quedarse en casa y hogar del homenaje, que otros quieren salir y conseguir comida." Ahora entraron en el bosque y conejos, ciervos tiro salvaje, pájaros y los niños pequeños, y cualquier comida que tenían, trajeron a Benjamin, que tenía a fin de prepararlos para que puedan satisfacer su hambre. En la pequeña casa en la que vivieron juntos durante diez años, y el tiempo no duró mucho tiempo.

La pequeña hija que habían dado a luz a su madre, la reina, ahora había crecido, era bondadoso y hermoso, y tenía una estrella de oro en la frente. Una vez, cuando la ropa era grande, vio doce camisas de los hombres uno preguntó a su madre: "¿De quién son estas doce camisas, pero son demasiado pequeños para el padre" Entonces ella respondió con un peso en el corazón: "Querido hijo, ¿estos son sus doce hermanos? 'La niña dijo:' ¿Dónde están mis doce hermanos nunca he oído hablar de ellos? 'Ella respondió:' Dios sabe dónde están Son. vagando por el mundo. "Entonces ella tomó a la niña y abrió el espacio para él, mostrándole los doce ataúdes con las virutas y la almohada muertos. "Estos ataúdes," ella dijo, "eran para sus hermanos, pero en secreto partieron antes de que nacieras," Y le contó todo lo sucedido. Entonces la chica dijo: "Querida madre, no llores, yo quiero ir a buscar a mis hermanos."

Ahora que tomó las doce camisas y se fue y directamente en el gran bosque. Que duró todo el día y por la noche llegó a la casa maldita. Entonces él entró y encontró a un joven que le preguntó: "¿Dónde estás y hacia dónde quiere usted ir?" Y se asombró de que ella era tan hermosa, con ropa real y una estrella en la frente. Entonces ella respondió: "Soy una princesa del rey, buscando mis doce hermanos, y voy a ir tan lejos como el cielo es azul hasta que encuentre a ellos." También le mostró las doce camisas que les pertenecían. Entonces Benjamín vio que era su hermana y le dijo: "Soy Benjamín, su hermano más joven." Y se puso a llorar de alegría, y Benjamín, y se besaron y acarició entre sí con gran amor. Después de esto dijo: "Querida hermana, todavía hay una reserva, teníamos previsto que todas las niñas nos encontramos moriría porque tuvimos que dejar nuestro reino por una chica. "Ella dijo:" Me gustaría morir si puedo guardar mis doce hermanos. "-" No "Él respondió:" No morirás, sentarse bajo esta tina hasta las once hermanas vienen, entonces yo ya estaré de acuerdo con ellos. "Y así lo hizo, y como llegó la noche los otros vinieron de la caza, y la comida estaba lista, y cuando estaban sentados a la mesa comiendo, les preguntaron. '¿Qué hay de nuevo' Benjamín dijo: '¿Sabe usted nada?' -? "No", se respondió continuó: ". usted ha estado en el bosque, y yo he estado en casa, y, sin embargo, sabe más de lo que" - "Danos," clamaron el respondió: "¿me prometes. que la primera chica que se encuentran, no deberá ser sacrificado? "-" Sí, "todos dieron voces, "Que se aparta alcanzará misericordia, ¡nos dicen solamente! 'Luego dijo:' Nuestra hermana está aquí", y abrió el pecho, y la hija del rey, salió, con su vestido real, con la estrella de oro en la frente, y era tan hermosa, delicado y fino. Todos estaban felices, cayeron alrededor de sus cuellos y los besó y los querían mucho.

Ahora se quedó con Benjamín en su casa y le ayudó en el trabajo. Los elfos se movieron en el bosque, la captura de carroñeros, venados, aves y pequeñas palomas para comer, y la hermana y Benjamín se aseguró de que estaba preparado. Ella buscó la leña para cocinar y las hierbas para las verduras y poner las ollas al fuego, por lo que la comida estaba siempre lista cuando llegaron los elfos. También mantenía el orden en la pequeña casa, y se cubrió la ropa de cama bastante blanco y puro, y los hermanos siempre estaban contentos y vivía en una gran unidad con ella.

Hubo un tiempo en que los dos de ellos habían hecho una buena comida en casa, y ya que estaban todos juntos, se sentaron, comieron y bebieron, y se llena de alegría. Pero fue un pequeño jardín en la casa maldita, en ella había doce flores de lis, que también se llaman los estudiantes. Ahora quería dar a sus hermanos un tratamiento, se interrumpió a las doce flores y el pensamiento de dar a cada uno una comida. Pero a medida que ella había roto las flores, en ese momento los doce hermanos se transformaron en otros tantos cuervos y volaron a través del bosque, y la casa con el jardín también se había ido. Allí, la pobre chica estaba sola en el bosque salvaje, y como se dio la vuelta, una anciana de pie junto a él, diciendo: "Mi hijo, ¿lo que empezaste? ¿Parque no las doce flores blancas? Estas fueron sus hermanos, que ahora se cambió para siempre en cuervos. "La niña dijo, llorando, ¿" no hay ninguna manera de redimir a ella? "-" No, "dijo la anciana," no hay ninguno en todo el mundo, tal como, pero es tan difícil que no liberarlos, porque hay que estar en silencio durante siete años, no se puede hablar y no se puede reír y se habla una sola palabra, y sólo una hora no se encuentra en los siete años, por lo que todo es en vano, y sus hermanos son asesinados por la única palabra. "

Entonces la chica dijo en su corazón: "Yo sé a ciencia cierta, cuando entrego mis hermanos", y fue y buscó un árbol alto, estaba sentado en él, y se volvió, y no habló, y no se río. Y sucedió que un rey estaba cazando en el bosque, que tenía un gran galgo que corrió hasta el árbol donde la niña estaba sentada en él, saltó alrededor, gritado y corteza hacia arriba. Luego vino el rey, y vio a la bella princesa con la estrella de oro en la frente, y estaba tan encantado con su belleza, que le gritó a ella si deseaba convertirse en su esposa. Ella no respondió, pero asintió con la cabeza ligeramente. Luego él mismo subió al árbol, llevado hacia abajo, lo puso en su caballo y la llevó a casa. A continuación, la boda se celebró con gran esplendor y la alegría; pero la novia no hablaba y no se río. Cuando habían vivido juntos durante unos años, la madre del rey, que era una mala mujer, comenzó a calumniar a la joven reina, y dijo al rey: "Es una chica mendicante media que ha traído con usted, quién sabe. ¿Qué travesuras impíos secretamente unidades? Si es muda y no puede hablar, ella podría reírse, pero no que se ríe tiene una conciencia culpable. "el rey no quería creerlo al principio, pero la anciana lo hizo durante tanto tiempo y la acusó de tantas cosas malas que el rey fue finalmente persuadido y condenado a muerte. Lo impíos travesuras en secreto unidades. Si es muda y no puede hablar, ella podría reírse, pero el que no se ríe tiene una conciencia culpable. "El rey no quería creerlo al principio, pero la anciana hizo durante tanto tiempo y la acusó de tantas cosas malas que el rey fue finalmente persuadido y condenado a muerte. Lo impíos travesuras en secreto unidades. Si es muda y no puede hablar, ella podría reírse, pero el que no se ríe tiene una conciencia culpable. "El rey no quería creerlo al principio, pero la anciana hizo durante tanto tiempo y la acusó de tantas cosas malas que el rey fue finalmente persuadido y condenado a muerte.

Ahora, un gran fuego fue encendida en el patio, y era para ser quemado en el mismo. Y el rey en pie en la parte superior de la ventana, mirando con ojos de llorar porque todavía la quería tanto. Y cuando ya estaba atado a la estaca y el fuego lamió ropa con lenguas rojas, el último momento de los siete años acababa de pasar. Hubo un ruido en el aire, y otros tantos cuervos vino y bajó a sí mismos. Y al tocar la tierra, que era sus doce hermanos que los había redimido. Rasgaron el fuego aparte, apagaron las llamas, lanzaron su querida hermana, y besaron y acariciaron. Pero ahora que se le permitió abrir la boca y hablar, ella le dijo al rey por qué había sido tonto y nunca se río. El rey estaba feliz cuando supo que ella era inocente, y todos ellos vivían juntos en la unidad hasta su muerte.

Desde el pescador y su mujer

Érase una vez un pescador y su esposa, que vivían juntos en una pequeña barraca de pescadores, cerca del mar, y el pescador iba cada día de pesca y la pesca y la pesca.

Así que una vez que se sentó con su caña de pescar y siempre se veía en el agua clara, y así que se sentó y se sentó.

A continuación, la varilla se hundió hasta el fondo, y cuando la levantó, ¿se llevó a cabo un gran trasero...? Culo le dijo: "Mire, pescador, se lo ruego, déjame vivir, no soy un verdadero culo, soy un príncipe perseguido Cuál es el uso de matar a mí no me gustaría que la derecha: me puso de nuevo. en el agua y me dejó nadar "-" Bueno, "dijo el hombre," que no es necesario decir tantas palabras: un trasero que se puede hablar, probablemente voy a nadar que ponga de nuevo en el agua clara la. culo se fue al fondo y dejó una larga tira de detrás de la sangre. Entonces el pescador se levantó y fue a su mujer en la pequeña cabaña.

"El hombre", dijo la mujer, ¿"no has cogido algo hoy?" - "No," dijo el hombre. "Cogí un tope que dijo que era un príncipe encantada, así que le dejé nadar de nuevo." - "no desea para nada?" Dijo la mujer. "No", dijo el hombre, ¿" lo que podríamos desear?" - "Oh," dijo la mujer, "que es malo para siempre permanencia aquí en la cabaña: huele mal y es muy desagradable, porque puede que nos ha deseado un poco de casa de nuevo vamos y llamarlo Dile que quieren tener una. pequeña casa, que sin duda lo hace. "-" Oh, "dijo el hombre, ¿" lo que debería ir allí de nuevo? "-" I "dijo la mujer," que lo había cogido y le permitirá nadar de nuevo - que sin

CUENTOS PARA ADULTOS POR CLARA LA MADRE

duda lo hace. ¡Siga recto! "El hombre que no quería estar en lo cierto,

Cuando llegó allí, el mar estaba bastante verde y amarillo y no está tan claro ya. Así se puso de pie y dijo:

"pequeño hombre, pequeño hombre, Timpe Te,

Buttje, Buttje en el Mar,

Mi esposa, la Ilsebill,

no va a hacer lo que quiero ".

"Bueno, ¿qué es lo que quiere?" Dicha la culata. "Oh," dijo el hombre, medio triste, "ella quiere vivir en un castillo de piedra grande." - "Vamos, que está en la puerta", dijo la culata.

Entonces el hombre fue y se pensó que quería ir a casa, pero cuando llegó allí, se puso un gran palacio de piedra, y su esposa se encontraba en la parte superior de la escalera y quería ir en: entonces ella lo tomó de la mano y dijo: "Sólo entra." Con él entró con ella, y en el castillo era un gran pasillo con un solado de mármol, y había tantos servidores, que desgarró las grandes puertas, y las paredes estaban todos desnudos y con hermoso fondo de pantalla y en las habitaciones eran nada más que oro sillas y mesas, y arañas de cristal colgaban del techo; todas las habitaciones y cámaras estaban provistos de revestimientos para el suelo. En las tablas resistido la comida y el mejor vino que casi se querían romper. Y detrás de la casa había un patio grande con un caballo y establo, y un carro: todo lo de los mejores; había también un gran, hermoso jardín con las flores más hermosas y árboles frutales, fina y un espléndido parque, probablemente la mitad de una milla de largo, con ciervos y venados en el mismo, y todo lo que pueda desear. "Bueno", dijo la mujer, ¿"no es tan hermosa?" "Oh, sí", dijo el hombre, "esa es la manera que debe ser Ahora también queremos vivir en el hermoso castillo y queremos estar satisfecho. '-' Queremos recordar que, 'dijo la mujer,' y quieren dormir él. "Luego se fueron a la cama. Ahora también queremos vivir en el hermoso castillo y queremos estar satisfecho. "-" Queremos recordar que, "dijo la mujer," y que quieren dormir. "Luego se fueron a la cama. Ahora también queremos vivir en el hermoso castillo y queremos estar satisfecho. "-" Queremos recordar que, "dijo la mujer," y que quieren dormir. "Luego se fueron a la cama.

A la mañana siguiente la mujer se despertó primero; Sólo se había convertido en día, y desde su cama vio a la tierra deseable ante ella. El hombre todavía estira cuando ella le dio un codazo en la cara y le dijo: "Hombre, levantarse y mirar por la ventana. ¿Sede, no podemos llegar a ser rey sobre toda la tierra? Ir atrás, vamos a ser rey. " Oh, mujer, "dijo el hombre," ¿por qué queremos ser rey? "" Bueno, "dijo la mujer," si no quiere ser rey, voy a ser rey, vaya atrás, que será. rey "" Oh, mujer, "dijo el hombre," ¿qué quieres ser rey no quiero decirle que? "-" ¿Por qué no? "dijo la mujer," seguir recto, que debe ser rey. "Entonces el hombre se fue, y estaba muy deprimido que su esposa quería ser rey. Eso no es correcto, el hombre pensó.

Y cuando llegó a la mar, el mar era todo negro-gris, y el agua se precipitaba desde abajo y maloliente con pereza. Así se puso de pie y dijo:

"pequeño hombre, pequeño hombre, Timpe Te,

Buttje, Buttje en el Mar,

Mi esposa, la Ilsebill,

no va a hacer lo que quiero ".

"Bueno, ¿qué es lo que quiere?" Dicha la culata. "Oh," dijo el hombre, "que quiere ser rey." - "Vaya por delante, que ya está", dijo la culata.

Entonces el hombre se fue, y cuando llegó al palacio, el castillo se había vuelto mucho más grande, con una gran torre y un espléndido adorno en ella; y el centinela estaba a la puerta, y había tantos soldados y timbales y trompetas. Y cuando entró en la casa, todo era puro mármol y oro, y las mantas recogido y grandes borlas de oro. A continuación, se abrieron las puertas de la sala, donde estaba toda la corte, y su esposa se sentó en un alto trono de oro y diamantes, y tenía una gran corona de oro y el cetro en la mano de oro puro y piedras preciosas. Y en ambos lados de su destacado seis vírgenes en una fila, siempre una cabeza más pequeña que la otra. Luego se levantó y dijo: "¿Oh mujer, que son ahora el rey" - "Sí," dijo la mujer, ¿"ahora soy rey?" Luego se puso de pie y miró; y habiendo mirado en ellos por un tiempo, ¡Ir directamente! "Tenía que ir allí cuando el hombre se fue, se sintió muy ansiosa; Y mientras se alejaba, pensó para sí mismo:" Eso no es, y no van a funcionar. Kaiser es demasiado grosero, pero la culata terminará sintiendo lástima "Mientras tanto se llegó a la mar hay el mar seguía siendo negro y grueso y comenzó a formar espuma desde abajo, voladura; Y había un torbellino sobre el mar que acaba de cumplir y el hombre tomó un horror allí estaba ahora, y dijo: y había un torbellino sobre el mar que acaba de cumplir y el hombre tomó un horror allí estaba ahora, y dijo: y hay era un torbellino sobre el mar que acaba de cumplir y el hombre tomó un horror Allí estaba ahora y dijo..: No S y no funcionará. Kaiser es demasiado grosero, pero la culata terminará sintiendo lástima "Mientras tanto se llegó a la mar hay el mar seguía siendo negro y grueso y comenzó a formar espuma desde abajo, voladura; Y había un torbellino sobre el mar que acaba de cumplir y el hombre tomó un horror allí estaba ahora, y dijo: y había un torbellino sobre el mar que acaba de cumplir y el hombre tomó un horror allí estaba ahora, y dijo: y hay era un torbellino sobre el mar que acaba de cumplir y el hombre tomó un horror Allí estaba ahora y dijo..: No S y no funcionará. Kaiser es demasiado grosero, pero la culata terminará sintiendo lástima "Mientras tanto se llegó a la mar hay el mar seguía siendo negro y grueso y comenzó a formar espuma desde abajo, voladura; Y había un torbellino sobre el mar que acaba de cumplir y el hombre tomó un horror allí estaba ahora, y dijo: y había un torbellino sobre el mar que acaba de cumplir y el hombre tomó un horror allí estaba ahora, y dijo: y hay era un torbellino sobre el mar que acaba de cumplir y el hombre tomó un horror Allí estaba ahora y dijo..: Y el hombre tomó un horror. Allí estaba ahora, y dijo: y no era tal un torbellino sobre el mar que acaba de cumplir. Y el hombre tomó un horror. Allí estaba ahora, y dijo: y no era tal un torbellino sobre el mar que acaba de cumplir. Y el hombre tomó un horror. Allí estaba ahora, y dijo: Y el hombre tomó un horror. Allí estaba ahora, y dijo: y no era tal un torbellino sobre el mar que acaba de cumplir. Y el hombre tomó un horror. Allí estaba ahora, y dijo: y no era tal un torbellino sobre el mar que acaba de cumplir. Y el hombre tomó un horror. Allí estaba ahora, y dijo:

"pequeño hombre, pequeño hombre, Timpe Te,

Buttje, Buttje en el Mar,

Mi esposa, la Ilsebill,

no va a hacer lo que quiero ".

"Bueno, ¿qué es lo que quiere?" Dicha la culata. "Oh, Butt," dijo, "mi mujer quiere ser emperador." "Vamos," dijo la culata "que ya es."

"pequeño hombre, pequeño hombre, Timpe Te,

Buttje, Buttje en el Mar,

Mi esposa, la Ilsebill,

no va a hacer lo que quiero ".

"Bueno, ¿qué es lo que quiere?" Dicha la culata. "Oh," dijo el hombre, "que quiere ser rey." - "Vaya por delante, que ya está", dijo la culata.

Entonces el hombre se fue, y cuando llegó al palacio, el castillo se había vuelto mucho más grande, con una gran torre y un espléndido adorno en ella; y el centinela estaba a la puerta, y había tantos soldados y timbales y trompetas. Y cuando entró en la casa, todo era puro mármol y oro, y las mantas recogido y grandes borlas de oro. A continuación, se abrieron las puertas de la sala, donde estaba toda la corte, y su esposa se sentó en un alto trono de oro y diamantes, y tenía una gran corona de oro y el cetro en la mano de oro puro y piedras preciosas. Y en ambos lados de su destacado seis vírgenes en una fila, siempre una cabeza más pequeña que la otra. Luego se levantó y dijo: "¿Oh mujer, que son ahora el rey" - "Sí," dijo la mujer, ¿"ahora soy rey?" Luego se puso de pie y miró; y habiendo mirado en ellos por un tiempo, ¡Ir directamente! "Tenía que ir allí cuando el hombre se fue, se sintió muy ansiosa; Y mientras se alejaba, pensó para sí mismo:" Eso no es, y no van a funcionar. Kaiser es demasiado grosero, pero la culata terminará sintiendo lástima "Mientras tanto se llegó a la mar hay el mar seguía siendo negro y grueso y comenzó a formar espuma desde abajo, voladura; Y había un torbellino sobre el mar que acaba de cumplir y el hombre tomó un horror allí estaba ahora, y dijo: y había un torbellino sobre el mar que acaba de cumplir y el hombre tomó un horror allí estaba ahora, y dijo: y hay era un torbellino sobre el mar que acaba de cumplir y el hombre tomó un horror Allí estaba ahora y dijo..: No S y no funcionará. Kaiser es demasiado grosero, pero la culata terminará sintiendo lástima "Mientras tanto se llegó a la mar hay el mar seguía siendo negro y grueso y comenzó a formar espuma desde abajo, voladura; Y había un torbellino sobre el mar que acaba de cumplir y el hombre tomó un horror allí estaba ahora, y dijo: y había un torbellino sobre el mar que acaba de cumplir y el hombre tomó un horror allí estaba ahora, y dijo: y hay era un torbellino sobre el mar que acaba de cumplir y el hombre tomó un horror Allí estaba ahora y dijo..: No S y no funcionará. Kaiser es demasiado grosero, pero la culata terminará sintiendo lástima "Mientras tanto se llegó a la mar hay el mar seguía siendo negro y grueso y comenzó a formar espuma desde abajo, voladura; Y había un torbellino sobre el mar que acaba de cumplir y el hombre tomó un horror allí estaba ahora, y dijo: y había un torbellino sobre el mar que acaba de cumplir y el hombre tomó un horror allí estaba ahora, y dijo: y hay era un torbellino sobre el mar que acaba de cumplir y el hombre tomó un horror Allí estaba ahora y dijo..: Y el hombre tomó un horror. Allí estaba ahora, y dijo: y no era tal un torbellino sobre el mar que acaba de cumplir. Y el hombre tomó un horror. Allí estaba ahora, y dijo: y no era tal un torbellino sobre el mar que acaba de cumplir. Y el hombre tomó un horror. Allí estaba ahora, y dijo: Y el hombre tomó un horror. Allí estaba ahora, y dijo: y no era tal un torbellino sobre el mar que acaba de cumplir. Y el hombre tomó un horror. Allí estaba ahora, y dijo: y no era tal un torbellino sobre el mar que acaba de cumplir. Y el hombre tomó un horror. Allí estaba ahora, y dijo:

> *"pequeño hombre, pequeño hombre, Tempe Te,*
>
> *Buttje, Buttje en el Mar,*
>
> *Mi esposa, la Ilsebill,*
>
> *no va a hacer lo que quiero ".*

"Bueno, ¿qué es lo que quiere?" Dicha la culata. "Oh, Butt," dijo, "mi mujer quiere ser emperador." "Vamos," dijo la culata "que ya es."

El hombre estaba profundamente dormido, había tenido que caminar mucho durante el día; pero la mujer no podía conciliar el sueño y se arrojó de un lado a otro toda la noche, siempre pensando en lo que podría llegar a ser, y no podía pensar en nada. Mientras tanto, el sol estaba a punto de levantarse, y cuando vio el amanecer, que se incorporó en la cama y miró en él. Y cuando vio el sol que sale por la ventana, Ja, pensó, ¿no puedo dejar que el sol y la luna también? "El hombre", dijo, empujando el codo en las costillas; "Despertar, ir al tope, quiero ser como Dios." El hombre todavía estaba somnoliento, pero estaba tan asustado que se cayó de la cama. Dijo que había interrogado a sí mismo, se frotó los ojos y dijo: "Oh, mujer, ¿qué te parece? '-' Hombre, 'ella dijo,' si no puedo dejar que el sol y la luna, No puedo soportarlo, y no tienen una hora tranquila a la izquierda, que no puedo dejar que se eleve. "Ella lo miró muy enojado de que un estremecimiento sobre él. 'Ir recta, que llegará a ser como el buen Dios.' - 'Oh, mujer,' dijo el hombre, y se puso de rodillas delante de ella," la lata a tope no hagas eso. Él puede hacer emperador y papa; - Soy de usted, vaya a usted y siendo Papa. "Entonces ella vino la malicia, su cabello volaba tan salvaje alrededor de su cabeza y gritó:" ¡No puedo soportarlo! ¡Y no puedo soportar esto más! ¡¿Quieres ir?! "Luego se puso los pantalones y salió corriendo como un loco. Y no tienen una hora tranquila ya, que no puedo dejarla ir sola." Ella lo miró bastante enojado de que un estremecimiento sobre él. "Siga recto, voy a ser como el buen Dios." - "Oh, mujer," dijo el hombre y cayó de rodillas delante de ella, "la culata no puede hacer que Él puede hacer emperador y papa; -. yo soy tú, entra en ti y seguir siendo Papa" Entonces ella vino la malicia, su pelo voló tan salvaje alrededor de su cabeza y ella gritó: "!?! no puedo soportarlo y no puedo soportar esto más ¿quieres ir" Luego se puso los pantalones y salió corriendo como un loco. y yo no tengo una hora tranquila ya, que no puedo dejarla ir sola. "Ella lo miró bastante enojado de que un estremecimiento sobre él. 'Ir recta, que llegará a ser como el buen Dios.' - 'Oh, mujer,' dijo el hombre, y se puso de rodillas delante de ella," la lata a tope no hagas eso. Él puede hacer emperador y papa; - Soy de usted, vaya a usted y siendo Papa. "Entonces ella vino la malicia, su cabello volaba tan salvaje alrededor de su cabeza y ella gritó:" ¡No puedo soportarlo! ¡Y no puedo soportar esto más! ¡¿Quieres ir?! "Luego se puso los pantalones y salió corriendo como un loco." La culata no puede hacer eso. Él puede hacer emperador y papa; - Soy de usted, vaya a usted y siendo Papa. "Entonces ella vino la malicia, su cabello volaba tan salvaje alrededor de su cabeza y gritó:" ¡No puedo soportarlo! ¡Y no puedo soportar esto más! ¡¿Quieres ir?! "Luego se puso los pantalones y salió corriendo como un loco." La culata no puede hacer eso. Él puede hacer emperador y papa; - Soy de usted, vaya a usted y siendo Papa. "Entonces ella vino la malicia, su cabello volaba tan salvaje alrededor de su cabeza y gritó:" ¡No puedo soportarlo! ¡Y no puedo soportar esto más! ¡¿Quieres ir?! "Luego se puso los pantalones y salió corriendo como un loco. ¡¿Quieres ir?! "Luego se puso los pantalones y salió corriendo como un loco." La culata no puede hacer eso. Él puede hacer emperador y papa; - Soy de usted, vaya a usted y siendo Papa. "Entonces ella vino la malicia, su cabello volaba tan salvaje alrededor de su cabeza y gritó:" ¡No puedo soportarlo! ¡Y no puedo soportar esto más! ¡¿Quieres ir?! "Luego se puso los pantalones y salió corriendo como un loco." La culata no puede hacer eso. Él puede hacer emperador y papa; - Soy de usted, vaya a usted y siendo Papa. "Entonces ella vino la malicia, su cabello volaba tan salvaje alrededor de su cabeza y gritó:" ¡No puedo soportarlo! ¡Y no puedo soportar esto más! ¡¿Quieres ir?! "Luego se puso los pantalones y salió corriendo como un loco. ¡¿Quieres ir?! "Luego se puso los pantalones y salió corriendo como un loco." La culata no puede hacer eso. Él puede hacer emperador y papa; - Soy de usted, vaya a usted y siendo Papa. "Entonces ella vino la malicia, su cabello volaba tan salvaje alrededor de su cabeza y gritó:" ¡No puedo soportarlo! ¡Y no puedo soportar esto más! ¡¿Quieres ir?! "Luego se puso los pantalones y salió corriendo como un loco." La culata no puede hacer eso. Él puede hacer emperador y papa; - Soy de usted, vaya a usted y siendo Papa. "Entonces ella vino la malicia, su cabello volaba tan salvaje alrededor de su cabeza y gritó:" ¡No puedo soportarlo! ¡Y no puedo soportar esto más! ¡¿Quieres ir?! "Luego se puso los pantalones y salió corriendo como un loco. - Soy de usted, vaya a usted y siendo Papa. "Entonces ella vino la malicia, su cabello volaba tan salvaje alrededor de su cabeza y gritó:" ¡No puedo soportarlo! ¡Y no puedo soportar esto más! ¡¿Quieres ir?! "Luego se puso los pantalones y salió corriendo como un loco." La culata no puede hacer eso. Él puede hacer emperador y papa; - Soy de usted, vaya a usted y siendo Papa. "Entonces ella vino la malicia, su cabello volaba tan salvaje alrededor de su cabeza y gritó:" ¡No puedo soportarlo! ¡Y no puedo soportar esto más! ¡¿Quieres ir?! "Luego se puso los pantalones y salió corriendo como un loco. - Soy de usted, vaya a usted y siendo Papa. "Entonces ella vino la malicia, su cabello volaba tan salvaje alrededor de su cabeza y gritó:" ¡No puedo soportarlo! ¡Y no puedo soportar esto más! ¡¿Quieres ir?! "Luego se puso los pantalones y salió corriendo como un loco." La culata no puede hacer eso. Él puede hacer emperador y papa; - Soy de usted, vaya a usted y siendo Papa. "Entonces ella vino la malicia, su cabello volaba tan salvaje alrededor de su cabeza y gritó:" ¡No puedo soportarlo! ¡Y no puedo soportar esto más! ¡¿Quieres ir?! "Luego se puso los pantalones y salió corriendo como un loco. Luego se puso los pantalones y salió corriendo como un loco. ".. La culata no puede hacer lo que Él puede hacer emperador y papa; - yo soy tú, entra en ti y seguir siendo Papa 'Entonces ella vino la malicia, su pelo voló tan salvaje alrededor de su cabeza y ella gritó:' Me puede no soporto! ¡y no puedo soportar más esto! ¿quieres ir? "Luego se puso los pantalones y salió corriendo como un loco. Luego se puso los pantalones y salió corriendo como un loco. ".. La culata no puede hacer lo que Él puede hacer emperador y papa; - yo soy tú, entra en ti y seguir siendo Papa 'Entonces ella vino la malicia, su pelo voló tan salvaje alrededor de su cabeza y ella gritó:' Me puede no soporto! ¡y no puedo soportar más esto! ¿quieres ir? "Luego se puso los pantalones y salió corriendo como un loco.

Pero fuera de la tormenta fue y rugió que apenas podía mantenerse en pie. Las casas y los árboles fueron soplado sobre, y la montaña tembló, y las rocas caído en el mar, y el cielo estaba negro como el pez, y un trueno y mostró, y el mar se fue en altas olas negras como campanarios y montañas, y tenía toda una cabeza blanca de espuma en la parte superior. Entonces él clamó, y no pudo escuchar su propia palabra:

"pequeño hombre, pequeño hombre, Timpe Te,

Buttje, Buttje en el Mar,

Mi esposa, la Ilsebill,

no va a hacer lo que quiero ".

"Bueno, ¿qué es lo que quiere?" Dicha la culata. "Oh", dijo, "que quiere ser como Dios". - "Vamos, que de vuelta en la cabaña del pescador"

Ellos todavía se sientan allí hasta hoy.

La magia pequeño ratón de campo aprende

Fue un encantador, cálido día de verano. El pequeño ratón de campo y sus amigos jugaban todo el día en el campo junto al estanque. Jugaron captura, ocultando y corrieron a la apuesta.

De repente, el pequeño ratón de campo dijo a sus amigos, "¿Sabe usted lo que, ahora voy a conjuro algo para usted!" Los amigos se miraron con asombro. "¿Tú puedes hacer magia?" Se sentaron en un tronco de árbol reclinada y observaron al pequeño ratón de campo en sus preparativos. Esto se enroscó un pequeño muñón y se extendió un paño sobre ella. Por otro lado, se puso un cilindro en el paño y lo cubrió con otro paño.

Luego levantó sus patas arriba: "Abera ca Dabera." Y sucedió ... nada. Los amigos se veían un poco decepcionado. El pequeño ratón de campo tiró de la tela del cilindro con un "wusch" y alcanzó con su mano izquierda. Al mismo tiempo, ella se agachó con la mano derecha, detrás del tronco de un árbol. Entonces ella se sacudió las dos manos y se mantiene un pequeño muñeco de peluche en la mano derecha. Los amigos aplaudieron, pero un poco vacilante.

"Um ..." dijo el pequeño erizo, "¿Recibió el animal de peluche fuera del cilindro? ¿O detrás del tronco de un árbol, evocado? " ¡Bueno, dime!" El pequeño ratón de campo se despertó. "¡Fuera de cilindro, por supuesto!" Ella afirmó. "Eso parecía diferente", confirmó la ranita. "¡Sí exactamente!" El pequeño erizo invadió de nuevo. "De alguna manera, su 'magia' no parece muy profesional." El pequeño ratón de campo bajó la cabeza. "Sí, tienes razón. En realidad, no puedo hacer magia. " ¿Quiere que le enseñe?", Preguntó el cerdito de color rosa.

"¿Quieres que me enseñe magia?" Preguntó el pequeño ratón de campo. "¿Se puede hacer eso de todos modos?" "Claro!" Se produjo en respuesta y un soplo sorprendido hizo un recorrido entre amigos. "¡Muéstranos!" Exigió el pequeño erizo, que no podía creer que. Y el cerdito intercambia la posición con el pequeño ratón de campo. "Damas y caballeros," comenzó, ¡" ahora ver la famosa e infame espectáculo de magia del pequeño cerdo rosado!" aplaudiendo conductual comenzó. Los amigos no estaban seguros de qué esperar sin embargo ahora.

"En primer lugar," el mago continuó: "Voy a dejar que este juguete de peluche", el muñeco de peluche se agitó en la mano, ¡" desaparecerá en el cilindro!" Hasta ahora, el espectáculo no se ve tan mal y el pequeño ratón de campo tamborileó con sus patas una especie de redoble de tambor en el tronco de un árbol. El cerdito de color rosa poner el animal de peluche en el cilindro y lo cubrió con el paño. "El retorno y la viruela, el muñeco de peluche ahora desaparece, pero no sólo para el locus, ¡pero en todos los sentidos del viento!" Se agitó místicamente con los brazos sobre el cilindro y tiró de la tela bruscamente a un lado. "Ta-Taaaa!" -Gritó ella, poniéndose en pose victoria.

"¿Eh?" El pequeño erizo dejó escapar. "El juguete de peluche se encuentra todavía en el cilindro." "¡Tonterías, no lo es!" Respondió el cerdo y levantado el cilindro y le dio la vuelta sin apretar gaaaanz. Cuando el muñeco de peluche debería haber caído, no fue así. Los amigos se ojos grandes.

"¿Dónde está?" Se preguntó la pequeña rana y saltó hacia adelante y examinó el cilindro. En el cilindro no era juguete de peluche. Y no había nadie detrás del tronco de un árbol y la alcancía tenido, obviamente, sin muñeco de peluche con él. "¡Oye!" -Exclamó el pequeño erizo "en realidad se puede hacer magia!" "¡Yo digo!" Insistido en que el pequeño cerdo rosado.

"Entonces realmente se puede enseñarme?" Preguntó el pequeño ratón de campo. "Claro!" Pero antes de que el espectáculo de magia continuó. "Damas y caballeros! ¡Mírame explican el muñeco de peluche de nuevo!" El pequeño ratón de campo de nuevo hizo su redoble de tambor en el tronco de un árbol. La pequeña rana miró la alcancía con los ojos grandes. Hay un problema, pensó, el cerdo no puede evocar. "Âboro co Diboro! ¡Singa Pur y el juguete Qudra Tur! Mimosa ahora salen, preferentemente aquí y no en el páramo." Y de nuevo, el cerdito movió sobre el cilindro con el paño en él. "TA-TAAAA!" -Exclamó ella, rasgó sus brazos de nuevo e hizo la pose ganadora.

El aplauso más fuerte era un poco ahora, pero se detuvo rápidamente. "No veo todavía," la ranita se quejó de nuevo. "¿En caso de que sea en el cilindro de ahora, o qué?" "Damas y caballeros, me voy a convertir este cilindro alrededor lentamente ahora." Y la alcancía giró el cilindro gaaaanz libremente como antes. Y el juguete de peluche nuevo no se cayó. "El muñeco de peluche no está en el cilindro. ¿Dónde puede ser? He conjuré de nuevo. " Vamos, bang bolsa, ¡dime!", Gritó la rana, que todavía pensaba que todo es una gran estafa. "Mi querida rana, por favor, dar la vuelta una vez," dijo el cerdito de color rosa.

La rana se volvió y vio el muñeco de peluche sentado en sus pies detrás del tronco de un árbol en el que se sentaron. Parecía estar sonriendo a la ranita. Tomó el muñeco de peluche sorprendido y sostuvo en alto para que todos puedan ver. ¡Y de nuevo, el cerdo llamado "TA-TAAAAAAA!" Pero ahora los amigos estaban aplaudiendo y tremendamente alta y alta. "¡Bravo!" "¡Excelente!" "¡Excelente!" -Gritaron los tres espectadores y la ranita palmeó el hombro de la alcancía. "Se puede evocar de verdad!" Y el pequeño erizo regocijó: "Conozco a un mago Sé un mago!"

En los próximos días, el pequeño ratón de campo aprendió la magia del cerdito de color rosa. No fue fácil. Tomó un gran esfuerzo para obtener los ejercicios difíciles hecho. Algunos trucos de magia fueron bastante fáciles. Pero otros eran muy difíciles de aprender. Al cabo de unos días, mostró sus amigos algunos trucos. Los amigos se excitaron realmente acerca de la magia de lo bien que había aprendido. Ellos aplaudieron, aplaudieron y gritaron de repetición. En el bis, el cerdito de color rosa tenía que ayudar un poco. Pero eso fue el mejor espectáculo de magia los amigos nunca habían visto y organizado.

El gato y el ratón en la empresa

Un gato había hecho amistad con un ratón y le dijo que gran parte del gran amor y la amistad que ella dio a luz a ella que el ratón finalmente accedió a vivir con ella en una casa y ejecutar una economía comunal. "Pero tenemos que cuidar el invierno, de lo contrario estaremos hambre," dijo el gato. "Usted, pequeño ratón, no puede aventurarse en cualquier lugar y terminar en una trampa." Así que el consejo fue seguido buena y un baño con la grasa compró. Pero ellos no saben dónde ponerlo. Finalmente, después de mucha deliberación, el gato dijo: "No conozco ningún lugar donde sería mejor que la iglesia; atreve a nadie a quitarle nada Ponemos bajo el altar y no lo toque hasta que lo necesitamos.". el baño fue llevado a un lugar seguro. Pero no pasó mucho tiempo para que el gato para llevar a los antojos después y decir que el ratón, "Lo que quería decirle, pequeño ratón, me han preguntado por mi base para ser un padrino. Ella dio a luz a un hijo, blanco con manchas marrones, eso es lo que tengo que decir sobre el bautismo. ¡Déjame ir a cabo hoy y obtener la casa sola! "-" Sí, sí "respondió el ratón," ir en el nombre de Dios! ¡Si usted come algo bueno, acuérdate de mí! ¡También me gusta beber una gota de vino tinto dulce! "Pero todo lo que no era cierto. El gato no tenía base y no se le pidió que ser un padrino. Ella fue directamente a la iglesia, se robó a la poza, y lamió su piel grasa. Luego se fue a dar un paseo en los techos de la ciudad, luego se estiró en el sol y se limpió la barba, cada vez que pensaba del charco. no fue hasta la tarde cuando llegó a casa. "¡Bueno, aquí estás de nuevo!" Dijo el ratón. "por supuesto que tenía un feliz día. "-" Funcionó, "contestó el gato. '¿Qué hizo el niño consiga un nombre?' El ratón preguntó. 'Down', el gato secamente. 'Continuar', llamado el ratón", ¡que es un nombre extraño! ¿Es común en su familia? "-" ¿Qué pasa, "dijo el gato? 'Él no es peor que Bröseldieb, como sus padrinos se llaman' 'Llamado el ratón', que es un nombre extraño ¿Es común en su familia?!? '-' ¿Qué pasa," dijo el gato? "Él no es peor que Bröseldieb, como sus padrinos son llamados." "¡Llamado el ratón", que es un nombre extraño! ¿Es común en su familia? "-" ¿Qué pasa, "dijo el gato? 'Él no es peor que Bröseldieb, como sus padrinos son llamados'. preguntó el ratón. "Down", el gato secamente. "Vamos," llamado el ratón, ¡"! Que es un nombre extraño ¿Es común en su familia? '-' ¿Qué pasa," dijo el gato? "Él no es peor que Bröseldieb, como sus padrinos son llamados." "¡Llamado el ratón", que es un nombre extraño! ¿Es común en su familia? "-" ¿Qué pasa, "dijo el gato? 'Él no es peor que Bröseldieb, como sus padrinos se llaman' 'Llamado el ratón', que es un nombre extraño ¿Es común en su familia?!? '-' ¿Qué pasa," dijo el gato? "Él no es peor que Bröseldieb, como sus padrinos son llamados." preguntó el ratón. "Down", el gato secamente. "Vamos," llamado el ratón, ¡"! Que es un nombre extraño ¿Es común en su familia? '-' ¿Qué pasa," dijo el gato? "Él no es peor que Bröseldieb, como sus padrinos son llamados." "¡Llamado el ratón", que es un nombre extraño! ¿Es común en su familia? "-" ¿Qué pasa, "dijo el gato? 'Él no es peor que Bröseldieb, como sus padrinos se llaman' 'Llamado el ratón', que es un nombre extraño ¿Es común en su familia?!? '-' ¿Qué pasa," dijo el gato? "Él no es peor que Bröseldieb, como sus padrinos son llamados." ¿Es común en su familia? "-" ¿Qué pasa, "dijo el gato? 'Él no es peor que Bröseldieb, como sus padrinos se llaman' 'Llamado el ratón', que es un nombre extraño ¿Es común en su familia?!? '-' ¿Qué pasa," dijo el gato?

"Él no es peor que Bröseldieb, como sus padrinos son llamados." "¡Llamado el ratón", que es un nombre extraño! ¿Es común en su familia? "-" ¿Qué pasa, "dijo el gato? 'Él no es peor que Bröseldieb, como sus padrinos son llamados'. ¿Es común en su familia? "-" ¿Qué pasa, "dijo el gato? 'Él no es peor que Bröseldieb, como sus padrinos se llaman' 'Llamado el ratón', que es un nombre extraño ¿Es común en su familia?!? '-' ¿Qué pasa," dijo el gato? "Él no es peor que Bröseldieb, como sus padrinos son llamados." "¡Llamado el ratón", que es un nombre extraño! ¿Es común en su familia? "-" ¿Qué pasa, "dijo el gato? 'Él no es peor que Bröseldieb, como sus padrinos son llamados'. s no es peor que Bröseldieb, como sus padrinos se llaman " 'Llamado el ratón', que es un nombre extraño ¿Es común en su familia?!? '-' ¿Qué pasa", dijo el gato? "Él no es peor que Bröseldieb, como sus padrinos son llamados." s no es peor que Bröseldieb, como sus padrinos se llaman " 'Llamado el ratón', que es un nombre extraño ¿Es común en su familia?!? '-' ¿Qué pasa", dijo el gato? "Él no es peor que Bröseldieb, como sus padrinos son llamados."

No mucho después, el gato se sobrepuso a un antojo de nuevo. Ella le dijo al ratón: "Tienes que hacer el favor y otra vez conseguir el hogar solo; me piden una segunda vez para el padrino, y puesto que el niño tiene un anillo blanco alrededor de su cuello, que no puedo rechazar." El buen ratón consintió, pero el gato se coló detrás de la muralla de la ciudad a la iglesia y medio comido la olla de grasa. "Se sabe nada mejor," dijo ella, "que lo que se come a sí mismo," y era bastante contento con haber trabajado ese día. Cuando llegó a casa, le preguntó el ratón, "¿Cómo fue bautizado este niño?" - "A mitad de camino", respondió el gato. "La mitad se va! ¡Lo que usted dice! No he oído ese nombre en mi vida. Apuesto a que no está en el calendario."

la boca del gato regado poco después del tratamiento. "Todas las cosas buenas vienen de tres en tres," dijo al ratón. ".. Se supone que debo ser un padrino de nuevo el niño está completamente negro y sólo tiene patas blancas, de lo contrario el pelo blanco no todo Esto sólo ocurre una vez cada pocos años me deja ir de todos modos.? '-' hacia abajo, la mitad muerta, "respondió el ratón," Son nombres extraños que me hacen pensar. "-" No se sientan a gusto en su falda oscura esponjoso gris y su conejo pelo largo, "dijo el gato," y comienza a asar a la parrilla eso es. lo que pasa si no sale durante el día, "el ratón limpiado durante la ausencia del gato y fija la casa!; el gato dulce, sin embargo, come fuera de la olla de grasa. "Cuando todo se consume, usted tiene la paz, se dijo a sí misma y volvió a casa llena y grasa durante la noche. El ratón inmediatamente pidió el nombre del tercer hijo había recibido. "No lo hará como que tampoco", dijo el gato; "Su nombre es Ganz." - "¡Todo!" Llamado el ratón. "Ese es el nombre más público, impreso que aún no ha ocurrido a mí.! Todo se va ¿Qué significa eso?" Ella sacudió la cabeza, hecho un ovillo, y se fue a dormir.

A partir de ahora nadie quería pedir al gato para el padrino más. Pero cuando llegó el invierno y nada estaba fuera de izquierda, el ratón recordaba su oferta y le dijo: "Ven, gato, queremos ir a nuestro bote de grasa, ¡lo que hemos ahorrado nosotros Será el buen gusto para nosotros! '-' Sí, "respondió el gato," tendrá un sabor como si estuviera sacar la lengua bien por la ventana. "empezaron a cabo, y cuando llegaron, el bote de grasa se mantiene en pie su lugar, pero estaba vacío.!. "Oh," dijo el ratón, "ahora me doy cuenta de lo que ha ocurrido ahora se trata de la jornada Eres un verdadero amigo para mí Te comiste todo, mientras que afirmó ser un padrino: primero la piel, luego la mitad fuera, entonces ... "-" ¿quieres estar en silencio ", exclamó el gato. "¡Una palabra más, y yo voy a comer!"

"Está bien," los pobres del ratón ya tenían en su lengua. Tan pronto como que estaba fuera, el gato se abalanzó sobre ella, la agarró y se deslizó hacia abajo. Ves, eso es lo que está en el mundo.

El príncipe en piel de oso

Había una vez un rey que tenía un hijo. Este hijo era muy guapo, inteligente y sabía cómo manejar las armas. Por lo tanto, su padre lo envió a la guerra, que dirigió con otro reino. El príncipe, sin embargo, fue secuestrado por tierra hostil y cerrado en un calabozo oscuro. Una noche, el príncipe fue despertado por una voz extraña. Fue el diablo quien le ofreció un pacto para escapar de su prisión. El pacto leer: El príncipe debe pasar tres años deambulando en una terrible piel de oso, y dentro de esos tres años, encontrar una chica que se enamora de él. El príncipe pensó para sí mismo: "Soy un príncipe rico y hay muchas mujeres que me aman!" Por lo que está de acuerdo. Como señal del pacto, el diablo le dio al príncipe un anillo de oro.

Cuando el diablo desapareció, el príncipe se quedó dormido y se despertó en el bosque a la mañana siguiente. Estaba feliz de estar libre y fue a su castillo. Pero el rey no reconoció a su hijo, el príncipe estaba cubierto de pelo castaño de pies a cabeza. Así que tuvo la bestia desterrado de su reino.

El príncipe se retorció a sí mismo de nuevo en el bosque, donde se ocultó en una pequeña cueva durante todo el verano. Cuando llegó el invierno se hizo muy frío en la cueva y el príncipe quería buscar refugio en una casa de un habitante de la ciudad de gracia. Llamó frío en las puertas de algunas casas, pero cuando vieron al príncipe, que entró en pánico las puertas. Se sentó en el suelo cubierto de nieve, lloró amargamente. A continuación, una joven se acercó y reconoció de inmediato lo que estaba oculto por un alma buena y lo feo exterior. Ella lo llevó a casa con él y lo cuidó bien. Después de un tiempo, el Príncipe de la piel de oso, dijo a la joven: "Gracias por todo! Pero ahora tengo que seguir adelante. ¡Vendré otra vez! ¡Lo prometo!

Cuando acababa de salir de la casa, su piel de oso cayó y quedó libre. La joven que cuidó de él estaba enamorada de él.

La casa príncipe corrió a su padre, se puso su mejor vestido y condujo su carro de regreso a su amante. Pero ella no lo reconoció. Entonces él le dio una mitad del anillo y se llevó a la niña a su castillo, donde se casaron y vivieron felices para siempre.

Paja, el carbón y el frijol

En un pueblo vivía una pobre anciana que había traído un plato de frijoles y quería cocinarlos. Así que se hizo un fuego en su cocina, y con un puñado de paja se encendió para quemar más rápido. Mientras vertía los frijoles en la olla, una inadvertida la dejó, que yacía en el suelo junto a una paja. Poco después, un carbón encendido saltó de la chimenea a los dos. A continuación, la paja se inició, y dijo: "Queridos amigos, que provienen de canales." Carbón respondió: "por suerte me he saltado del fuego, y si no hubiera forzada por la fuerza, la muerte era seguro que me habría sido reducido a cenizas. 'Dijo el frijol,' me escapé con una muy buena piel, pero si la anciana me había puesto en el bote, yo habría sido cocinado a la papilla sin piedad, al igual que mis compañeros. "-" ¿me habría tenido mejor suerte ", dijo la paja. " Todos mis hermanos han hecho que el aumento anciano de fuego y humo, sesenta y que ha hecho las maletas de repente y matado. Afortunadamente, me deslicé a través de sus dedos. "-" Pero, ¿qué debemos hacer ahora? "Dijo el carbón. 'O sea,' contestó el frijol," porque hemos felizmente escapado de la muerte, vamos a permanecer juntos como buenos amigos y, para que no nos encontramos otra desgracia aquí, vamos a emigrar juntos y traslado a una. tierra extranjera "Sesenta su embalado y la mató Afortunadamente, me deslicé a través de sus dedos. '-' ¿Pero ¿qué debemos hacer ahora" dijo el carbón? "Quiero decir," contestó el frijol, "porque hemos escapado de la muerte tan felizmente, vamos a permanecer juntos como buenos amigos y, para que no nos encontramos otra desgracia aquí, vamos a emigrar juntos y traslado a un país extranjero." Sesenta su embalado y la mató. Afortunadamente, me deslicé a través de sus dedos. "-" Pero, ¿qué debemos hacer ahora? "Dijo el carbón. 'O sea,' contestó el frijol," porque hemos felizmente escapado de la muerte, vamos a permanecer juntos como buenos amigos y, para que no nos encontramos otra desgracia aquí, vamos a emigrar juntos y traslado a una tierra extranjera."

La propuesta agradó a los otros dos, y se pusieron en marcha juntos. Pronto, sin embargo, llegaron a un pequeño arroyo, y como no había ningún puente o muelle de allí, ellos no saben cómo llegar al otro lado. La paja se llevó un buen consejo y dijo: "Quiero cruzar, para que pueda caminar sobre mí como en un puente." Por lo que la paja se extendía desde una orilla a la otra, y el carbón, que era de naturaleza climatizada, también disparado muy audaz en el puente de nueva construcción. Pero cuando ella había llegado a medio y oído el agua que corre por debajo de ella, tenía miedo: se detuvo y no se atreve a seguir adelante. La paja, sin embargo, comenzó a quemar, se rompió en dos pedazos y cayó en el arroyo: el carbón se deslizó, entre dientes, ya que entró en el agua, y entregó el espíritu. El frijol, que había sido prudentemente a la izquierda en la orilla, tuvo que reírse de la historia, no podía parar, y se río con tanta fuerza que estalló. Ahora que había sucedido a ellos también, si no fuera por la buena suerte de un sastre, que estaba en movimiento, habría descansado en el arroyo. Debido a que tenía un corazón compasivo, sacó la aguja y el hilo y cosido juntos. El grano le dio las gracias muy bien, pero desde que se había utilizado cordel negro, desde entonces, todos los granos tienen una costura negra. Debido a que tenía un corazón compasivo, sacó la aguja y el hilo y cosido juntos. El grano le dio las gracias muy bien, pero desde que se había utilizado el hilo negro, desde entonces, todos los granos tienen una costura negra. Debido a que tenía un corazón compasivo, sacó la aguja y el hilo y cosido juntos. El grano le dio las gracias muy bien, pero desde que se había utilizado el hilo negro, desde entonces, todos los granos tienen una costura negra. Debido a que tenía un corazón compasivo, sacó la aguja y el hilo y cosido juntos. El grano le dio las gracias muy bien, pero desde que se había utilizado cordel negro, desde entonces, todos los granos tienen una costura negra. Debido a que tenía un corazón compasivo, sacó la aguja y el hilo y cosido juntos. El grano le dio las gracias muy bien, pero desde que se había utilizado el hilo negro, desde entonces, todos los granos tienen una costura negra. Debido a que tenía un corazón compasivo, sacó la aguja y el hilo y cosido juntos. El grano le dio las gracias muy bien, pero desde que se había utilizado el hilo negro, desde entonces, todos los granos tienen una costura negra. Debido a que tenía un corazón compasivo, sacó la aguja y el hilo y cosido juntos. El grano le dio las gracias muy bien, pero desde que se había utilizado cordel negro, desde entonces, todos los granos tienen una costura negra. Debido a que tenía un corazón compasivo, sacó la aguja y el hilo y cosido juntos. El grano le dio las gracias muy bien, pero desde que se había utilizado el hilo negro, desde entonces, todos los granos tienen una costura negra. Debido a que tenía un corazón compasivo, sacó la aguja y el hilo y cosido juntos. El grano le dio las gracias muy bien, pero desde que se había utilizado el hilo negro, desde entonces, todos los granos tienen una costura negra. sacó la aguja y el hilo y lo cosió juntos. El grano le dio las gracias muy bien, pero desde que se había utilizado el hilo negro, desde entonces, todos los granos tienen una costura negra. Debido a que tenía un corazón compasivo, sacó la aguja y el hilo y cosido juntos. El grano le dio las gracias muy bien, pero desde que se había utilizado el hilo negro, desde entonces, todos los granos tienen una costura negra. sacó la aguja y el hilo y lo cosió juntos. El grano le dio las gracias muy bien, pero desde que se había utilizado el hilo negro, desde entonces, todos los granos tienen una costura negra. Debido a que tenía un corazón compasivo, sacó la aguja y el hilo y cosido juntos. El grano le dio las gracias muy bien, pero desde que se había utilizado el hilo negro, desde entonces, todos los granos tienen una costura negra.

El rey danés

Dinamarca es alta en el norte, donde Alemania se detiene. No existe todavía un rey hoy, pero ya no está allí para gobernar, pero suele visitar los jardines de infancia porque su esposa les gusta tanto a los niños.

Pero hace mucho tiempo, el rey danés era muy potente. Como todos los reyes solían hacer, siempre quiso incrementar su tierra para que pudiera llegar a ser aún más potente. Por lo que también tuvo que conquistar otro país. Eso no fue fácil. En el sur de Dinamarca fue Alemania, entonces los reinos de Hannover y Prusia. No podía jugar con ellos porque tenían muchos más soldados que él. Asimismo, los suecos, cuyas mentiras país junto a Dinamarca.

Así que buscó norte. Muy por detrás del mar era de Groenlandia. Este es un país enorme, pero en el momento en que se sabe muy poco y se supone que es muy frío allí. Por lo que tuvo tres barcos cargados de la flota real. En cada uno puso un valiente caballero y varios soldados, así como caballos y todo tipo de material de guerra.

Luego se fue a Groenlandia en el norte frío terrible. Cuando llegaron los barcos, vieron por primera vez una gran cantidad de hielo y nieve. Los caballeros se pusieron sus armaduras y se fueron a tierra para conquistarla. Pero nadie era visible y los caballeros se congeló en su armadura de hierro sobre el hielo, por lo que no podían moverse. Ellos patearon violentamente, arañando su armadura de hierro duro para liberarse del hielo.

Algunos de los otros soldados tuvieron que hacer un fuego para conseguirlos en libertad. Como resultado de ello, por supuesto, la armadura en los pies era bastante caliente y los caballeros quemó sus pies. Saltaron alrededor violentamente hasta que fueron finalmente libre y rápidamente desapareció en el barco.

Entonces, un tratado de llevar los caballos en tierra, porque uno debe conquistar Groenlandia. Los caballos luchaban duro, pero a los pocos metros que también se quedó atascado en la nieve. Los soldados no podían caminar en la nieve de alta y se congeló miserablemente, por lo que finalmente todos se fueron con sus caballos de vuelta en los barcos y Groenlandia no pudo conquistar por primera vez. ¡¡Cuando los caballeros se sentaron alrededor de pensar y reflexionar, el puesto de observación en el mástil de la nave informó "enemigo por delante !!"

Y de hecho los caballeros vieron con asombro cómo un trineo llegó con caballos muy pequeños. Se asombraron aún más cuando descubrieron que no era caballos, pero muchos perros en frente de un trineo con tan poco esfuerzo zumbando a través de la nieve.

Todos trajeron los fusiles y lanzas y temía que tendrían que defenderse. Pero sólo había un hombre en el trineo, un esquimal. Los saludó de una manera muy agradable y estaba feliz de ver a tanta gente, porque en Groenlandia no vive tanta gente y uno a menudo es bastante solitaria y sola. Dio la bienvenida a todos y les preguntó si no le visite en la noche, su esposa iba a cocinar una buena sopa de carne de foca para ellos.

De los cuales son recibidos de manera amigable, se puede luchar contra el mal, y así poner tres de los caballeros en el trineo de perros, pero sin su armadura pesada. Husch - se precipitó sobre el paisaje a una cabaña extraño, que fue hecha de nieve. ¡Se llama un iglú y es redonda, pero es muy agradable y cálido!

Cuando terminaron de comer, agradecieron entre sí y los esquimales llevaron de vuelta a sus barcos por el perro de trineo. Entonces se decidió que conducir de vuelta a Dinamarca.

A continuación, todo lo informaron al rey. Él llevó a cabo el asesoramiento con sus ministros cómo conquistar Groenlandia. También pidieron un sabio anciano llamado Conde Johannsen. ¡El recuento susurró su sugerencia en el oído del rey y que estaba muy contento!

Él envió a su mayordomo a la ciudad para comprar lo vainilla en polvo que pudiera conseguir. Luego se equipa un barco nuevo, pero esta vez los caballeros debe poner en gruesos abrigos de piel y tomar trineos con ellos. ¡Además, todo el compartimento de carga estaba llena de polvo de vainilla!

Llegado en Groenlandia, fueron recibidos por los esquimales de nuevo, ya se sabía por ahora. Los soldados de Dinamarca trajeron un montón de nieve fresca y lo hizo con su vainilla en polvo de delicioso helado de vainilla. Se lo dieron a los esquimales.

¡Nunca habían comido nada por el estilo! Estaban locos por él y todavía quería tener más. Los caballeros, sin embargo, mantienen todo en secreto y primero quería hablar con el líder esquimal, que fue llevado rápidamente para ellos. Con él, los caballeros hicieron un contrato que ahora Groenlandia pertenecería a Dinamarca y para que los esquimales obtendría como el helado de vainilla como mucho podían comer.

A continuación, los caballeros navegaban a casa con su nave y contaron a su rey que Groenlandia haría ahora pertenecen a Dinamarca, ¡sin que haya una guerra!

Y eso es lo que es hoy en día, por lo que puede pedir a todos los daneses.

Historia del pequeño Annika

Te digo la historia de la pequeña Annika ...

Annika tira de la manta hasta la barbilla, presiona su peluche fuertemente a ella y pellizca sus ojos. No ayuda nada. Ella se escapa noche tras noche al nido seguro de sus padres. Puedo entender Annika muy bien.

¿Cuál diría que como padre para que ella no es más miedo? ¿Se intenta explicar a ella que no existen los fantasmas? Annika protestaría. ¡Existen muy bien! Ella puede oírla. Sí, incluso sentirlo.

La madre de Annika tiene una idea.

Ella coloca una pequeña luna, brillando-verde en el vivero y le dice a su hija: "¿Usted sabía que los fantasmas tienen miedo de la luz verde?" Annika mira a su madre con los ojos abiertos. "Los fantasmas tienen miedo también?" Ella pregunta. "Sí, y pueden no hacer daño cuando la luna verde brilla para ti."

Annika asiente y se entiende.

Cada vez que Annika oye otra risita o parpadea y tormentas fuera, ella mira a la luna. Ella cree en él. Imagina que su luz verde la envuelve. La confianza en la sabiduría y el amor de su madre y cerrar los ojos con calma.

Los fantasmas que los adultos temen

Sin embargo, la historia continúa ...

Annika está creciendo. En algún momento, ya no se necesita la luz verde. La idea de las brujas y monstruos ahora es divertida.

Sin embargo ... completamente diferentes espíritus aparecen en la vida de Annika.

La preocupación de no encontrar la correcta. La preocupación de que el dinero para el aumento no es suficiente. El temor de que ella nunca va a encajar en sus pantalones vaqueros favoritos de nuevo ...

¿Cree usted que estos fantasmas son familiares?

Incluso treinta años después, no puede dormir de nuevo debido a los fantasmas. Se vuelve de nuevo a su madre.

"Sabes mamá, a veces se revuelcan en la cama durante horas. Las preocupaciones simplemente no quieren que se vaya."

"¿Mi pequeña, puede que todavía recuerda la luna verde que se alejó todos sus espíritus?"

"Sí. ¿Qué quiere decir con eso? Una luz de plástico difícilmente será la solución a mis problemas. ¡Estos son reales!"

Dado que la madre debe reír primero de todo corazón.

"Las preocupaciones son como fantasmas Si usted no cree en ellos, no pueden hacerle daño Debido a preocupaciones o miedos tienen un solo poder: Que le impiden concentrarse en lo que quiere.

Su atención es como el faro de un faro. Si descansa en lo que quiere, no puede estar con sus preocupaciones. "

La madre se ríe feliz y quiere levantarse. Todo está dicho para ella.

No se puede luchar preocupaciones

"Pero mamá, si no resolver mis preocupaciones, ¡y luego quedarse! Tengo que pensar en ella."

"¿Hemos estado tratando con su estado de ánimo antes? ¿Ha roto su armario abajo, recortado los pies de su cuna o llamamos a la caza fantasmas?

No, no luchaban su estado de ánimo, ya que no existen. Sólo su atención les ha dado la vida. Del mismo modo, sus preocupaciones sólo existen en su cabeza. Si intenta resolver o luchar contra ellos, se quedan con vida. "

Annika refleja en las palabras de su madre. Si un desconocido le había dicho que, ella le habría marcado un refugiado realidad. Sin embargo, ella ha visto a su madre muchas veces, manteniendo su sonrisa en cualquier desafío. Ella nunca tuvo la sensación de que ella estaba cubriendo algo.

Sólo ahora, después de que ella misma conoce los caminos y las subidas y bajadas equivocadas de la vida, ella aprecia esto aún más en su madre.

"OK", dice Annika. "Voy a darle una oportunidad. Pero ya no creo en la protección de la luna verde. Lo siento."

La madre responde. "Tienes algo mucho, mucho mejor. Se trata de sus deseos y sueños. Enfoque su atención en los lugares que ver, las personas que ríen con los éxitos y que desee celebrar.

Te prometo que estas imágenes cobran vida todos los días. "

Nos enfrentamos con opciones infinidad de veces cada día, ya sea dirigir nuestra atención a nuestras preocupaciones o para nuestros sueños.

Nuestra vida se guiará por esta decisión.

El ratoncito de campo que lo comprueba todo

Fue un encantador, cálido día de verano. El pequeño ratón de campo y sus amigos jugaban todo el día en el campo junto al estanque. Jugaron captura, ocultando y corrieron a la apuesta.

De repente, los amigos se rieron. El ratón de campo había dicho: "Hola yo estoy examinando comisionado Stefano Al Dente verifico todo ¿Qué debo comprobar...? 'Para la diversión, el erizo se había señalado la zarzamora y le preguntó:' ¿Puede usted ya comerlos" el pequeño ratón de campo fue a la selva y tocó las ramas? A continuación, las pocas moras. "Ajá. Hm-hm." Murmuró y comprobando. Se midió la altura de la zarza: "Más alto que yo soy alto." Y ella contó las bayas en una rama: "Once Más de lo que soy viejo. 'Y ella tomó una en su boca: '! Hmmm yum, Pero no tan dulce como yo soy " Y ¿Qué le parece como una prueba? experto? "Instó al cerdo.

"Este arbusto de moras es impresionante Si desea Picar: Seguir adelante." Y los amigos pusieron unas cuantas moras en sus bocas. Luego pidió el cerdo, "Mira mi fútbol. ¿Si deseo por uno nuevo?" El pequeño ratón de campo tomó el fútbol en las patas. Ella lo apretó y lo convirtió. Luego lo equilibrio sobre la cabeza. "Ooooh!" Maravillado los amigos, pero el ratón de campo no fue disuadido.

Ella lanzó el balón contra la pared y lo tiró en posición vertical para cogerlo de nuevo. Luego se llegó a una conclusión: "Este es el fútbol totalmente en orden." "Och

Manno." El cerdo se molestó. "Aaaaber", el ratón de campo continuó, "La abrasión en la superficie es inmensa. Especialmente bueno sentir en este momento." Ella mostró el sitio a los amigos, pero nadie pudo ver ni sentir nada. "Recomiendo: ¡Se necesita urgentemente un nuevo fútbol!" "¡Si!" Regocijado el cerdo y el tiro de fútbol a lo largo del camino de tierra.

"Ahora yo. Ahora me." Exclamó la rana. El ratón de campo entrecerró los ojos y miró a la rana. Luego se tomó el brazo de una rana en sus patas y se la apretó y tiró. "!? Ay Usted sabe que estoy en ello, a la derecha 'El ratón de campo entre dientes:' Por favor, ¡reposo absoluto me concentro!". Y miraba a la rana de arriba a abajo. Descubrió una marca de nacimiento en su muslo izquierdo. "¿Qué tienes ahí?" "Bueno, una marca de nacimiento. Se puede ver que, ¿verdad? 'El ratón de campo sacudió la cabeza y murmuró:' Bueno, bueno. Al igual que este. Oh, querido."

La rana parecía un poco incierta. algo que no está de acuerdo con él? A continuación, el ratón de campo se realizó con la prueba y sacó una nota y una pluma. Ella escribió algo en él y dobló la nota y se la dio a la rana. Él parecía bastante contrito ahora. Algo estaba mal con él. Y debido a la confidencialidad, el ratón de campo había escrito hacia abajo para que los otros no lo sabrían. Oh Dios, oh Dios.

Tomó la nota y leyó el texto: "Estimado rana, tiene el síndrome todo en orden Por favor, no tratar."

¿La rana perforada el ratón de campo en el hombro y dijo, "síndrome todo en orden? ¡Estás loco!" Y tuvieron que reírse.

Brotherchen tomó a su hermana de la mano y dijo: "Ya que la madre está muerta, no tenemos una hora dejó La madrastra nos pega todos los días, y cuando llegamos a ella, nos empuja con sus pies Las costras duras. de pan que quedan son nuestra comida, y el pequeño perro debajo de la mesa es mejor, pero a veces se come un buen bocado. que Dios tenga piedad! ¡Si sólo nuestra madre sabía! vamos, ¡queremos salir a la amplia! mundo "caminaron todo el día a través de prados, campos y piedras, y cuando llovió, dijo la hermana pequeña:"! Dios y nuestros corazones, lloran juntos "por la noche llegaron en un gran bosque y estaban tan cansados de la miseria, el hambre y el largo camino que se sentaron en un árbol hueco y se durmieron.

A la mañana siguiente, cuando despertaron, el sol ya estaba alto en el cielo y parecía caliente en el árbol. Entonces el pequeño hermano dijo: "Pequeña hermana, tengo sed, si sabía una niña, fui y la bebida una vez, quiero decir, escucho un estruendo." Brotherchen se levantó, tomó la hermana pequeña de la mano, y que querían a buscar la Brünnlein. La malvada madrastra, sin embargo, era una bruja, y ella debe haber visto cómo los dos niños habían desaparecido, seguido ellos, en secreto, ya que las brujas se cuelan, y habían maldecido a todas las fuentes en el bosque. Cuando encontraron a un niño que saltó de manera brillante sobre las piedras, el hermano quería beber de ella. Pero la hermana pequeña escuchó, como lo dijo en un murmullo: "el que beba de mí se convierte en un tigre, el que beba de mí se convierte en un tigre." - A continuación, la hermana pequeña llamó: "Te ruego, hermano pequeño, no beber, ¡de lo contrario me desgarro un animal salvaje y! "El hermano pequeño no bebía, si estaba tan sediento, y dijo:" Quiero esperar hasta la próxima primavera. "Cuando llegaron a la segunda poco almuerzo, la hermana pequeña oído, ya que esto también habló 'el que beba de mí se convierte en un lobo, el que beba de mí se convierte en un lobo' Entonces la hermana pequeña exclamó:" Hermano, te lo ruego, no beber, ¡de lo contrario se convertirá en un lobo y me comer! "- el hermano pequeño no bebió y dijo:" Quiero esperar hasta que llegamos a la siguiente primavera, pero luego tengo que beber, puede decir lo que quiere., mi sed es demasiado grande "Y cuando llegaron a la tercera poco almuerzo, la hermana pequeña oí como dijo en el murmullo," el que beba de mí se convierte en un ciervo; el que beba de mí se convierte en un ciervo. "La pequeña hermana dijo:" Oh hermano pequeño, se lo ruego, no beber, o si se convertirá en un ciervo y huir de mí. "Sin embargo, el hermano pequeño había puesto de rodillas al pequeño almuerzo y abajo de él se inclinó Agua borracho y cuando las primeras gotas habían llegado a sus labios, que estaba allí como un Rehkälbchen.

Ahora, la hermana pequeña estaba llorando sobre los pobres, maldecido hermano pequeño, y el rechening también lloraron y se sentó junto a él tan tristemente. Entonces la chica finalmente habló: "Cállate, pequeños ciervos queridos, yo nunca te dejaré." Entonces se desató la liga de oro, lo puso alrededor del cuello de la piel de ante y arrancó juncos y trenzó una cuerda suave fuera de él. A continuación, la pequeña criatura lo ató y lo llevó en y fue más profundo y más profundo en el bosque. Y cuando habían ido mucho, mucho, que finalmente llegaron a una pequeña casa, y la chica se veía, y porque estaba vacío, pensó: Aquí podemos permanecer y en vivo. El reno buscó hojas y musgo para un campo suave, y todas las mañanas se salió y raíces recolectadas, bayas y frutos secos, y para el rechen trajo consigo la hierba tierna, que se alimentaba de su mano, era alegre y jugado frente él. Por las tardes, cuando la hermana estaba cansada y tenía dicho su oración, se puso la cabeza en la parte posterior de la pequeña Rehkälbchen, que era su almohada, entonces se durmió con suavidad. Y si el hermano pequeño solamente había tenido su forma humana, que habría sido una vida maravillosa.

Me tomó un tiempo para que sean tan solo en el desierto. Resultó, sin embargo, que el rey del país llevó a cabo una gran cacería en el bosque. El sonido de los cuernos, los ladridos de los perros, y los gritos divertida de los cazadores sonaba a través de los árboles, y el ciervo escuchó y con mucho gusto haber estado allí. "Oh", dijo la hermana pequeña, "vamos Me salgo a la caza, ¡no puedo soportarlo más!" Y pidió hasta que estuvo de acuerdo. "Pero," dijo a él, "vuelve a mí en la noche, cerré la puerta frente a los cazadores salvajes; Y para que te conozca, llamo y le digo: 'Mi hermana pequeña, ¡me dejó entrar! ' Y si usted no habla así, no voy a abrir mi puerta. "Ahora los renos saltaron, y estaba tan bien y tan divertido al aire libre. El rey y sus cazadores vieron al hermoso animal y se pone detrás de él, pero no pudieron atraparlo y si pensaban que tenían él, sería saltar por encima de los arbustos y desaparecen. Cuando estaba oscuro, corrió a la casa pequeña, llamó, y le dijo: "Mi hermana pequeña, ¡déjame entrar!" A continuación, la pequeña puerta se abrió para él, que entró en juego y descansó toda la noche en su cama suave. A la mañana siguiente la caza comenzó de nuevo, y cuando la doncella oyó la bocina de elevación y el "Ho, ¡Ho!" El cazador, no había descanso y dijo: "Hermana, me abra, tengo que salir." La pequeña hermana abrió la puerta y le dijo: "Pero por la noche se debe estar allí de nuevo y decir sus dichos." Cuando el rey y sus cazadores vieron a la diosa con el collar de oro de nuevo, todos ellos lo persiguieron, pero era demasiado rápido para ellos con agilidad. Que duró todo el día, pero al final los cazadores habían rodeado por la tarde, y un herido es un poco en el pie, por lo que tuvo que cojear y poco a poco se escapó. A continuación, un cazador robó después de él a la pequeña casa y oyó cómo gritó: "Mi hermana me dejó entrar!" Y vio que la puerta se abrió a él e inmediatamente bloqueado de nuevo. El cazador mantiene todo esto en mente, fue al rey y le contó lo que había visto y oído. Entonces el rey dijo: "Mañana será cazado de nuevo!" fue al rey y le dijo lo que había visto y oído. Entonces el rey dijo: "Mañana será cazado de nuevo!" fue al rey y le dijo lo que había visto y oído. Entonces el rey dijo: "Mañana será cazado de nuevo!"

La hermana, sin embargo, se sorprendió cuando vio que su bebé fue herido. El lavado de la sangre, puso hierbas en él y dijo: "Ir a la cama, querida Rehchen, que va a estar bien otra vez" La herida, sin embargo, era tan pequeño que los renos no sentían nada por la mañana. Y cuando la caza de la caza salió de nuevo, dijo: "No puedo soportarlo, tengo que estar allí; Nadie debería conseguirme tan pronto 'La hermana pequeña lloró y dijo,' Ahora te van a matar, y yo estoy solo en el bosque aquí, y estoy desierta de todo el mundo que no te dejaré salir. "-" Así que me estoy muriendo de dolor, "contestó el ciervo," cuando escucho el Hifthorn, Quiero decir, ¡tengo que saltar de mis zapatos! "la hermana no pudo evitar cerrar la puerta se abrió con un peso en el corazón, y la rechen saltado en el bosque, el sonido y feliz. Cuando el rey lo vio, les dijo a sus cazadores: "Ahora perseguir después de él durante todo el día a la noche, ¡pero que nadie le daño!" Tan pronto como el sol se había puesto, el rey dijo al cazador: "Ven ahora enséñame la pequeña casa en la selva! 'Y cuando él estaba delante de la puerta, golpeó la puerta y gritó:'! Querida hermana, déjame entrar" entonces la puerta se abrió y entró el rey, y allí estaba una chica, que era tan hermosa como nunca lo había visto. La chica se sorprendió cuando vio que no era su cierva, pero un hombre que tenía una corona de oro en la cabeza. Pero el rey lo miró amablemente, le dio la mano, y dijo: "¿Quieres venir conmigo a mi castillo y mi querida esposa?" - "Oh, sí", respondió la chica, "pero el rechening debe estar de acuerdo con eso, también no dejo. 'El rey dijo:' Será quedarse con usted, el tiempo que usted vive, y debe carecer de nada en absoluto. "En que saltó, y luego la ató de nuevo a la Binsenseil, tomó en la mano y se fue con él a la casa forestal.

El rey tomó la hermosa muchacha en su caballo y se lo llevó a su castillo, donde la boda se celebró con gran esplendor, y ahora era la esposa de la reina, y vivieron juntos durante mucho tiempo felizmente; el ciervo fue apreciado y cuidado y saltó alrededor en el jardín del castillo. Pero la malvada madrastra, por cuya causa los niños habían entrado en el mundo, no significa otra cosa, como hermana pequeña había sido despedazado por las bestias salvajes en el bosque, y el hermano pequeño muerto por disparos de los cazadores como un ciervo pantorrilla. Cuando oyó que eran tan felices, y estaban bien, la envidia y el resentimiento se agita en su corazón y su izquierda hay paz, y no tenía otro pensamiento que la forma en que todavía podía traer a los dos en la desgracia, su hija la derecha, que era tan fea como la noche y tenía un solo ojo, le reprochó y le dijo: "Para llegar a ser una reina, Debería haber tenido suerte." - 'sólo permanezca en silencio', dijo la anciana, y le habló con satisfacción 'Cuando llegue el momento, quiero estar cerca' Ahora, cuando ha llegado el momento y la reina había dado a luz. un niño hermoso y el rey fue a la caza, la vieja bruja asumió la forma de la camarera, entró en la habitación donde la reina estaba, y le dijo al enfermo: "Ven, el baño está listo, se le hará bien y darle nuevas fuerzas. ¡Date prisa, antes que se enfríe! "Su hija fue también de la mano, llevaron a la reina débil en el cuarto de baño y la metieron en la bañera, luego cerró la puerta y se escapó. En la casa de baños, sin embargo, se habían convertido en un infierno de fuego derecha, que la bella y joven reina pronto tuvo que sofocar. y habló de su satisfacción "Cuando llegue el momento, quiero estar a la mano." Ahora, cuando ha llegado el momento y la reina había dado a luz a un niño hermoso y el rey estaba en la caza, la vieja bruja asumió la forma de la camarera, entró en la habitación donde la reina estaba, y le dijo al hombre enfermo "Ven, el baño está listo, te hará bien y le dará nuevas fuerzas. Date prisa, ¡antes que se enfríe!" su hija fue también de la mano, llevaron a la reina débil en el cuarto de baño y la puso en la tina, luego cerró la puerta y se escapó. En la casa de baños, sin embargo, se habían convertido en un infierno de fuego derecha, que la bella y joven reina pronto tuvo que sofocar. y habló de su satisfacción "Cuando llegue el momento, quiero estar a la mano." Ahora, cuando ha llegado el momento y la reina había dado a luz a un niño hermoso y el rey estaba en la caza, la vieja bruja asumió la forma de la camarera, entró en la habitación donde la reina estaba, y le dijo al hombre enfermo "Ven, el baño está listo, te hará bien y le dará nuevas fuerzas. Date prisa, ¡antes que se enfríe!" su hija fue también de la mano, llevaron a la reina débil en el cuarto de baño y la puso en la tina, luego cerró la puerta y se escapó. En la casa de baños, sin embargo, se habían convertido en un infierno de fuego derecha, que la bella y joven reina pronto tuvo que sofocar. la vieja bruja asumió la forma de la camarera, entró en la habitación donde la reina estaba, y le dijo al enfermo: "Ven, el baño está listo, te hará bien y le dará nuevas fuerzas. ¡Date prisa, antes de que se frío! "su hija fue también de la mano, llevaron a la reina débil en el cuarto de baño y la metieron en la bañera, luego cerró la puerta y se escapó. En la casa de baños, sin embargo, se habían convertido en un infierno de fuego derecha, que la bella y joven reina pronto tuvo que sofocar. la vieja bruja asumió la forma de la camarera, entró en la habitación donde la reina estaba, y le dijo al enfermo: "Ven, el baño está listo, te hará bien y le dará nuevas fuerzas. ¡Date prisa, antes de que se frío! "su hija fue también de la mano, llevaron a la reina débil en el cuarto de baño y la metieron en la bañera, luego cerró la puerta y se escapó. En la casa de baños, sin embargo, se habían convertido en un infierno de fuego derecha, que la bella y joven reina pronto tuvo que sofocar. luego cerró la puerta y se escapó. En la casa de baños, sin embargo, se habían convertido en un infierno de fuego derecha, que la bella y joven reina pronto tuvo que sofocar. luego cerró la puerta y se escapó. En la casa de baños, sin embargo, se habían convertido en un infierno de fuego derecha, que la bella y joven reina pronto tuvo que sofocar.

Una vez hecho esto, la anciana se llevó a su hija, poner un tope a ella, y la acostó en casa de la reina. Ella también le dio la figura y la aparición de la reina; sólo el ojo perdido no podía reproducirse ella. Pero para que el rey no se dio cuenta, tuvo que acostarse en el lado en el que no tenía ojos. Por la noche, cuando llegaba a casa y oyó que un hijo le nació, que estaba contento y quería ir a la cama de su querida esposa y ver lo que hizo. Entonces la anciana gritó rápidamente: "Sea amable, permiten las cortinas cerradas, ¡la reina no debe ver a la luz y debe descansar!" El rey se fue hacia atrás y no sabía que era una falsa reina en la cama.

Pero cuando era medianoche, y todo estaba dormido, no vio a la enfermera, que estaba sentado en el vivero junto a la cuna, y solo observaba, cuando la puerta se abrió y la reina derecha entró. Ella tomó al niño de la cuna, lo puso en sus brazos y le dio de beber. Luego se agitó la chuleta, la puso de nuevo y lo cubrió con el edredón. También olvidó el Rehchen no, fue a la esquina donde estaba, y le acarició la espalda. Luego en silencio salió por la puerta de nuevo, y la enfermera pidió a los guardias a la mañana siguiente para ver si alguien había ido al castillo durante la noche. Pero ellos respondieron: "No, no vimos a nadie."

Así que ella vino muchas noches y nunca dijo una sola palabra; la niñera siempre la vio, pero no se atrevió a decirle a nadie.

Cuando había pasado un tiempo, la reina empezó a hablar por la noche y dijo:

"Lo que está haciendo mi hijo? ¿Qué está haciendo mi ciervo?

Ahora voy a volver dos veces y nunca más. "

La niñera no le respondió, pero cuando desapareció de nuevo, ella fue al rey y le contó todo. Dijo al rey: "Oh, Dios, ¿Qué es esto Quiero ver la noche siguiente con el niño!". Por la noche se fue a la guardería, pero a media noche la reina volvió a aparecer y le dijo:

"Lo que está haciendo mi hijo? ¿Qué está haciendo mi ciervo?

Ahora voy a venir otra vez y nunca más. "

Y luego se usa para el niño, como hacía habitualmente, antes de que desapareciera. El rey no se atrevió a hablar con ella, pero también despertó la noche siguiente. Ella volvió a hablar:

"Lo que está haciendo mi hijo? ¿Qué está haciendo mi ciervo?

Ahora voy a venir esta vez y nunca más. "

Entonces el rey no podía contenerse, subió a ella y le dijo: "Usted puede ser otro que mi querida esposa" Entonces ella respondió: "Sí, soy su esposa", y en este momento por la gracia de Dios tenía la vida se recuperó, era fresco, rojo y saludable. Entonces ella le dijo al rey del crimen a la malvada bruja y su hija se había cometido contra ella. El rey había traído tanto ante el tribunal, y el veredicto fue pronunciado. La hija fue llevado al bosque, donde se rompieron los animales salvajes, pero la bruja se puso en el fuego y tuvo que quemar miserablemente. Y cuando estaba reducido a cenizas, el pequeño ciervo volvió a convertirse en su forma humana; Hermanas y hermanos, sin embargo, vivieron felices juntos hasta su desaparición.

La princesa encantada

Érase una vez que había un artesano pobre que tuvo dos hijos, un buen uno llamado Hans y un baño llamado Helmerich. Pero la forma en que va en el mundo, el padre le gustaba el mal más que el bien.

Ahora bien, sucedió que el año fue una vez más más de lo habitual, y el maestro de las bolsas estaba vacío. ¡Huevo! pensó, hay que saber cómo vivir. Si los clientes se han acostumbrado a que tan a menudo, le toca a usted para educada y tratar de llegar a ellos. Dicho y hecho. Temprano por la mañana salió y llamó a alguna puerta señorial; pero como es el caso de los señores más guapos no son los mejores pagadores, nadie quería pagar la factura. Así, el artesano llegó a casa por la noche, y se sentó solo delante de la taberna, porque no tenía ni el corazón para charlar con los comensales, ni tampoco que ganas de cara larga de su esposa, pero él estaba allí en el pensamiento, lo que pudo no, pero escuchar la conversación. Un desconocido que acababa de venir de un mago malvado y tuvo que permanecer en la cisterna. castillo espléndido con todos sus tesoros. Heimerich es un hombre encabezada brillante, quien probablemente quiere de lengüeta de la cabra, por lo que es uno de los llamaron para él; lo que es, que resuelve los ensayos y se convierte en el marido de la bella princesa y maestro de la tierra y la gente. Por lo que el rey, su padre, había proclamado. que la bella princesa fue encarcelada por un hechicero malvado y debe permanecer en la cisterna durante toda su vida. castillo espléndido con todos sus tesoros. Heimerich es un hombre brillante de cabeza, que probablemente quiere de lengüeta de la cabra, por lo que es uno de los llamaron para él; lo que es, que resuelve los ensayos y se convierte en el marido de la bella princesa y maestro de la tierra y la gente. Por lo que el rey, su padre, había proclamado. que la bella princesa fue encarcelada por un hechicero malvado y debe permanecer en la cisterna durante toda su vida. castillo espléndido con todos sus tesoros. Heimerich es un hombre encabezada brillante, quien probablemente quiere de lengüeta de la cabra, por lo que es uno de los llamaron para él; lo que es, que resuelve los ensayos y se convierte en el marido de la bella princesa y maestro de la tierra y la gente. Por lo que el rey, su padre, había proclamado. el asistente se había puesto. castillo espléndido con todos sus tesoros. Heimerich es un hombre brillante de cabeza, que probablemente quiere de lengüeta de la cabra, por lo que es uno de los llamaron para él; lo que es, que resuelve los ensayos y se convierte en el marido de la bella princesa y maestro de la tierra y la gente. Por lo que el rey, su padre, había proclamado. el asistente se había puesto. castillo espléndido con todos sus tesoros. Heimerich es un hombre brillante de cabeza, que probablemente quiere de lengüeta de la cabra, por lo que es uno de los llamaron para él; Qué es, que resuelve los ensayos y se convierte en el marido de la bella princesa y maestro de la tierra y la gente. Por lo que el rey, su padre, había proclamado. quien probablemente quiere de lengüeta de la cabra, de manera que uno de lo llamaban; lo que es, que resuelve los ensayos y se convierte en el marido de la bella princesa y maestro de la tierra y la gente. Por lo que el rey, su padre, había proclamado. quien probablemente quiere de lengüeta de la cabra, de manera que uno de lo llamaban; lo que es, que resuelve los ensayos y se convierte en el marido de la bella princesa y maestro de la tierra y la gente. Por lo que el rey, su padre, había proclamado. Por lo que el rey, su padre, había proclamado. quien probablemente quiere de lengüeta de la cabra, de manera que uno de lo llamaban; lo que es, que resuelve los ensayos y se convierte en el marido de la bella princesa y maestro de la tierra y la gente. Por lo que el rey, su padre, había proclamado. Por lo que el rey, su padre, había proclamado. quien probablemente quiere de lengüeta de la cabra, de manera que uno de lo llamaban; lo que es, que resuelve los ensayos y se convierte en el marido de la bella princesa y maestro de la tierra y la gente. Por lo que el rey, su padre, había proclamado.

Schleunig volvió a casa y se olvidó de sus deudas y clientes sobre la nueva marcha, que se apresuró trajo a su esposa. A la mañana siguiente, dijo a Heimerich que quería equiparlo con el caballo y el vertedero para el viaje, ¡y con qué rapidez se puso en camino! Cuando se despidió, prometió a sus padres que iba a tener los llevaron junto con los hermanos Hans estúpidos en un carruaje de seis caballos; porque ya se dijo que era el rey. Presumido como él deriva, soltó a su voluntad en todo lo que vino en su camino. Las aves que estaban sentados en las ramas y alabó al Señor Dios con el canto, como ellos lo entendían, se espantó con el látigo de las ramas, y no hay bestias llegaron a su manera, ya que no había dejado de lado su bromista. Y por primera conoció a un hormiguero; que tenía su caballo hollada, y las hormigas, que se arrastró con enojo a su caballo y para sí mismo, y caballos y hombres golpeados, y mató a todos aplastado. A continuación, llegó a un estanque claro en el que doce patos nadaban. Helmerich los atrajo a la costa y mató a su once, sólo el duodécimo escapó. Finalmente se encontró con una hermosa colmena; Allí llegó a las abejas, como lo hizo a las hormigas. Y así su alegría era una plaga y destruir a la criatura inocente no para el beneficio, sino por pura maldad. la forma en que lo hizo a las hormigas. Y así su alegría era una plaga y destruir a la criatura inocente no para el beneficio, sino por pura maldad. la forma en que lo hizo a las hormigas. Y así su alegría era una plaga y destruir a la criatura inocente no para el beneficio, sino por pura maldad. Helmerich los atrajo a la costa y mató a su once, sólo el duodécimo escapó. Finalmente se encontró con una hermosa colmena; Allí llegó a las abejas, como lo hizo a las hormigas. Y así su alegría era una plaga y destruir a la criatura inocente no para el beneficio, sino por pura maldad. la forma en que lo hizo a las hormigas. Y así su alegría era una plaga y destruir a la criatura inocente no para el beneficio, sino por pura maldad. la forma en que lo hizo a las hormigas. Y así su alegría era una plaga y destruir a la criatura inocente no para el beneficio, sino por pura maldad. Helmerich los atrajo a la costa y mató a su once, sólo el duodécimo escapó. Finalmente se encontró con una hermosa colmena; Allí llegó a las abejas, como lo hizo a las hormigas. Y así su alegría era una plaga y destruir a la criatura inocente no para el beneficio, sino por pura maldad. la forma en que lo hizo a las hormigas. Y así su alegría era una plaga y destruir a la criatura inocente no para el beneficio, sino por pura maldad. la forma en que lo hizo a las hormigas. Y así su alegría era una plaga y destruir a la criatura inocente no para el beneficio, sino por pura maldad. Y así su alegría era una plaga y destruir a la criatura inocente no para el beneficio, sino por pura maldad. la forma en que lo hizo a las hormigas. Y así su alegría era una plaga y destruir a la criatura inocente no para el beneficio, sino por pura maldad. Y así su alegría era una plaga y destruir a la criatura inocente no para el beneficio, sino por pura maldad. la forma en que lo hizo a las hormigas. Y así su alegría era una plaga y destruir a la criatura inocente no para el beneficio, sino por pura maldad.

Cuando Helmerich ahora había llegado el magnífico castillo en el hundimiento de sol, en el que estaba encantada de la princesa, golpeó violentamente en la puerta cerrada. Todo estaba en silencio; el piloto latía cada vez más fuerte. Por fin se abrió una ventana deslizante, y se puso a cabo una vieja doncella con una cara color de araña, que morosamente preguntó lo que deseaba. "Voy a redimir a la princesa," gritó Helmerich. "

Date prisa, hijo ", dijo la anciana, 'mañana es también un día, a las nueve Voy a esperar para usted aquí.' Con eso se cierra el contador.

A la mañana siguiente, a las nueve en punto, cuando reapareció Helmerich, la pequeña madre ya estaba esperando con un pequeño barril lleno de semillas de lino, que se extiende sobre un hermoso prado. "Leer los granos juntos," dijo al piloto, "Vuelvo en una hora, entonces el trabajo se tiene que hacer." Pero Helmerich pensó que era una broma tonta, y no valía la pena agacharse; Mientras tanto se fue a dar un paseo, y cuando la anciana regresó, el barril estaba tan vacío como antes. "Eso no es bueno", dijo. Luego se llevó doce llaves de oro de su bolsillo y las arrojó uno por uno a lo profundo, estanque oscuro castillo. "Obtener las teclas arriba," dijo ella, "Vuelvo en una hora, entonces el trabajo se debe hacer." Helmerich río e hizo lo que había hecho antes. Cuando la anciana regresó y esta tarea no se resolvió, llamó dos veces: Pero ella lo tomó de la mano y lo llevó por las escaleras hasta la gran sala del castillo; "No es bueno no es bueno!" Había tres imágenes de la mujer, las tres envueltas en velos de espesor. "Elija, hijo", dijo la anciana, "pero asegúrese de elegir. Vuelvo en una hora."

Helmerich no era más prudente, ya que ella regresó al irse; pero él gritó al azar: "Voy a votar por usted a la derecha." Los tres de ellos arrojó los velos; En el medio se encontraba el precioso príncipe, a la derecha ya la izquierda dos dragones horribles, y en la derecha agarró el Helmerich en sus garras y lo arrojó por la ventana en el profundo abismo.

Un año había transcurrido desde Helmerich trasladó a redimir a la princesa, y todavía ningún carruaje de seis caballos había llegado a los padres. "¡Oh!" Dijo el padre, "aunque sólo los torpes Hans se había movido hacia fuera en vez de nuestro mejor chico, entonces la desgracia hubiera sido menos."

"Padre," dijo Hans, "déjame ir, voy a intentarlo, también." Pero su padre no quiso, porque lo que no pasó la lista, ¿cómo lo hizo al final torpe? Ya que el padre le falló el caballo y el vertedero, Hans dieron a vagaron en secreto y, probablemente, durante tres días el mismo camino a pie, el hermano había montado en uno. Pero él no tenía miedo y se durmió en la noche sobre el musgo suave bajo las ramas verdes tan suavemente como bajo el techo de sus padres; las aves de la selva no se apartan de él, pero le cantaron a dormir con sus mejores sabios. Cuando llegó a las hormigas, ocupado para completar su nueva construcción, que no les molesta, pero quería ayudar a ellos, y él leyó las criaturas que se arrastraban contra él, sin matarlos, incluso si lo hicieran bocado. También atrajo a los patos a la orilla, pero a ella se alimentan con migas; Arrojó las abejas las flores frescas que había recogido en el camino. Así que vino alegremente al palacio real y golpeó ligeramente en el mostrador. Inmediatamente se abrió la puerta y la anciana le pidió su petición. "Si no estoy demasiado pequeño, me gustaría tratar de salvar a la bella princesa," dijo.

"Trate, hijo", dijo la anciana, "pero si usted no pasa los tres ensayos, que costará su vida."

"Bueno, la madre", dijo Hans, "dime qué hacer."

Ahora la anciana le dio dan la muestra de semillas de lino. Hans no era perezoso para agacharse, pero ya se golpeó tres cuartas partes y el cañón no estaba medio lleno. Él quería a la desesperación; pero de repente las hormigas negras que llegaron más que suficiente, y en unos pocos minutos sin grano que quedaba en el prado.

Cuando llegó a la anciana, dijo, ¡" Eso es bueno!" Y arrojó el doce teclas en el estanque, que se suponía que debía salir en una hora. Pero Hans no trajo una clave de las profundidades; tan profunda como se sumergió, que no llegó a la parte inferior. Desesperado, se sentó en la orilla; Luego vinieron las doce patas nadando, cada uno con una llave de oro en su pico, lo tiraron en la hierba húmeda.

Así que esta muestra también se resolvió cuando la anciana volvió a llevarlo a la sala, donde la tercera y más pesada de ensayo de él se esperaba. Desesperadamente, Hans miraron las tres mismas figuras veladas; ¿qué le debe ayudar aquí? A continuación, un enjambre de abejas volando por la ventana abierta, rodeando la habitación, tarareando alrededor de la boca de las tres envolturas. Pero desde la derecha y la izquierda, volaron de vuelta rápida, para los dragones olía a brea y azufre, de las que viven; La cifra en el medio a todos y zumbó en círculos y susurró en voz baja: "El Mittle, la Mittle." Para entonces olido el olor de su propia miel, que la princesa quería tanto.

Por lo tanto, cuando la anciana regresó después de una hora, Hans dijo con absoluta certeza: "elijo el Mittle." Y a continuación, los dragones malos salían por la ventana, pero la bella princesa se quitaron el velo y se regocijaron en la salvación y su hermoso novio. Y Hans envió al padre de la princesa el mensajero más rápido, y para sus padres un carro de oro con seis caballos, y todos ellos vivían gloriosamente y en la alegría, y si no han muerto, que hoy en día todavía vivo.

Los músicos de Bremen

Un hombre tenía un burro que durante muchos años había estado llevando los sacos sin menoscabo al molino, pero cuya fuerza ahora estaba llegando a su fin, por lo que se hizo más y más aptos para el trabajo. Entonces el maestro cree que sacarlo de la comida, pero el burro se dio cuenta de que no había buen viento, se escapó y se dirigió a Bremen; Allí, dijo, podría convertirse en un músico de la ciudad. Cuando se marchó fuera por un tiempo, se encontró con un perro de caza tendido en la carretera, japping como un hombre que se había quedado cansados. "Bueno, ¿qué estás haciendo, Packan?" El burro preguntó. "Oh," dijo el perro, "porque soy viejo y se debilitan cada día, incluso en la caza no puede ir más lejos, mi señor me quería matar, así que tomé un descanso, ¿pero con lo que he de ganarme el pan? "-" ¿conoces qué "dijo el burro," voy a Bremen y convertirse en un músico de la ciudad allí, vaya conmigo y deja que te acepto en la música también. Toco el laúd y se pulsa el timbal. "El perro estaba satisfecho, y continuó. No pasó mucho tiempo antes de que un gato se sentó en el camino e hizo una cara como tres días de tiempo de lluvia. 'Bueno, lo que se puso en su camino, ¿limpiador de la barba de edad?', Dijo el burro. "¿Quién puede ser divertido cuando se trata de ti," contestó el gato, "porque yo estoy llegando a la edad ahora, mis dientes son aburridos, y prefiero sientan detrás de la estufa y saliva, en lugar de los ratones de persecución, la mía Las mujeres quieren ahogar; He llegado lejos, pero ahora un buen consejo es caro: ¿dónde debo ir? "-" Ir con nosotros a Bremen, que entiende la música la noche, a continuación, puede convertirse en un músico de la ciudad. "El gato pensó que era bueno y se fue con él. Entonces, los tres exiliados volaron más allá de un corte, donde se sentó en la puerta de la llave de la casa y gritó con todas sus fuerzas. "Usted está gritando a través de ti," dijo el burro. "¿Que planeas hacer?" "Bueno, profetizó el buen tiempo," dijo el gallo ", porque es el día de nuestras queridas mujeres, donde se encuentran los más pequeños al pequeño Cristo niño ha lavadas y ella quiere que se seque, sino porque hay invitados a venir a- mañana de domingo, el ama de casa no tiene piedad y ha dicho que el cocinero que ella me quería comer sopa de mañana, y yo debería tener mi corte de la cabeza esta noche Ahora yo grito de mi garganta todo el tiempo que pueda.. "-" Oh bien, Pelirroja, "dijo el burro," prefieren salir con nosotros, vamos a Bremen, se puede encontrar algo mejor que la muerte en todas partes; tienes una voz buena, Usted está gritando a través de ti, "dijo el burro. '¿Qué piensa hacer?' 'Bueno, profetizó el buen tiempo,' dijo el gallo", porque es el día de nuestras queridas mujeres, donde se encuentran los más pequeños a el pequeño niño Cristo ha lavado y quiere seca; sino porque hay huéspedes que vienen de mañana para el domingo, el ama de casa no tiene piedad y ha dicho que el cocinero que ella me quería comer sopa de mañana, y yo debería tener mi corte de la cabeza esta noche. Ahora yo grito de mi garganta todo el tiempo que pueda. "-" Oh, bueno, ya Pelirroja "dijo el burro," prefieren salir con nosotros, vamos a Bremen, se puede encontrar algo mejor que la muerte en todas partes; Tienes una voz buena, Usted está gritando a través de ti, "dijo el burro. '¿Qué piensa hacer?' 'Bueno, profetizó el buen tiempo,' dijo el gallo", porque es el día de nuestras queridas mujeres, donde se encuentran los más pequeños a el pequeño niño Cristo ha lavado y quiere seca; sino porque hay huéspedes que vienen de mañana para el domingo, el ama de casa no tiene piedad y ha dicho que el cocinero que ella me quería comer sopa de mañana, y yo debería tener mi corte de la cabeza esta noche. Ahora yo grito de mi garganta todo el tiempo que pueda. "-" Oh, bueno, ya Pelirroja "dijo el burro," prefieren salir con nosotros, vamos a Bremen, se puede encontrar algo mejor que la muerte en todas partes; Tienes una voz buena, y que debería tener mi corte de la cabeza esta noche. Ahora yo grito de mi garganta todo el tiempo que pueda. "-" Oh, bueno, ya Pelirroja "dijo el burro," prefieren salir con nosotros, vamos a Bremen, se puede encontrar algo mejor que la muerte en todas partes; Tienes una voz buena, y que debería tener mi corte de la cabeza esta noche. Ahora yo grito de mi garganta todo el tiempo que pueda. "-" Oh, bueno, ya Pelirroja "dijo el burro," prefieren salir con nosotros, vamos a Bremen, se puede encontrar algo mejor que la muerte en todas partes; Tienes una voz buena,

Pero no pudieron llegar a la ciudad de Bremen, en un día y llegó en la noche en un bosque, donde querían pasar la noche. El burro y el perro se encontraba bajo un gran árbol, el gato y el gallo se abrieron camino en las ramas, pero el gallo voló hasta la cima, donde era más seguro para él. Antes de quedarse dormido, que mirar a su alrededor para los cuatro vientos, cuando lo vio, vio una chispa en la distancia, y gritó a sus compañeros, que no tendría que ser una casa, por no parecía haber una luz. El burro dice: "Así que tenemos que levantarse e ir, porque aquí es la mala albergue." El perro dijo: "Unos huesos y un poco de carne en él harían bien en él." Por lo que se dirigieron a la zona donde estaba la luz, y vieron pronto que brilla más brillante, y fue cada vez más grande, hasta que llegaron antes de que un brillante, casa ladrona iluminado. El burro, como el más grande, se acercó a la ventana y miró dentro. "¿Qué ves, caballo gris?" El gallo preguntó. "¿Lo que veo?" Replicó el burro, "un conjunto de mesa con buena comida y bebida, y los ladrones se sientan allí y estar bien." - "Eso sería algo por nosotros," dijo el gallo. "Sí, sí, por desgracia, ¡que estarían allí!" Dijo el burro. A continuación, los animales consultados, la forma en que tendrían que empezar a expulsar a los ladrones y finalmente encontrado un remedio. El burro tenía que estar con sus patas delanteras en la ventana, saltar al perro en el lomo del burro, subir el gato en el perro, y, finalmente, el gallo voló, y se sentó en la cabeza del gato. ¿Cómo había sucedido, comenzaron en una muestra en conjunto para hacer su música: el burro gritó, el perro ladraba, ¿el gato maulló y el gallo cantó? Entonces se lanzaron por la ventana en la habitación, haciendo tintinear las ventanas. Los ladrones se originaron en el terrible grito, lo que significa otra cosa que un fantasma entraron, y huyeron con gran temor en el bosque. Ahora los cuatro jornaleros se sentaron a la mesa, se llevaron consigo lo que quedaba, y se comieron a sus anchas.

Como los cuatro juglares terminaron, apagó la luz y buscaron un lugar para dormir, cada uno de su naturaleza y confort. El burro se tumbó en el estiércol, el perro detrás de la puerta, el gato en la estufa con las cenizas calientes, el gallo se sentó en los gallos, y porque estaban cansados de su largo camino, pronto se durmió. Cuando la medianoche había terminado y la sierra ladrones desde una distancia que no había más luz en la casa, y todo parecía en calma, el capitán dijo: "No debemos tener dejamos llevar en el fenogreco," y ordenó a uno para ir y examinar la casa. El Abyssant encontró todo tranquila, fue a la cocina, encendió una vela, y porque él miraba ardientes ojos del gato, ardientes brasas para vivir, él llevó a cabo una cerilla a incendiarse. Pero el gato entiende no es divertido, saltó a la cara, escupió y se rascó. Entonces él se asustó terriblemente, RAN y quería por la puerta trasera, pero el perro que yacía allí saltó y le mordió la pierna, y al pasar junto al motel al otro lado del patio, el burro le dio un buen golpe con su pata trasera; pero el gallo, que se había despertado de su sueño por el ruido, llamado por debajo de la viga: "! Kikeriki" A continuación, la parte posterior RAN ladrón a su capitán, como pudo, y le dijo: "Ah, en la casa se encuentra una bruja uno horrible, que me ha tocado y se rascó la cara con sus dedos largos. Y hay un hombre delante de la puerta con un cuchillo, me clavó en la pierna. Y no es un monstruo negro en el patio, me golpeó con un palo de madera. Y en el techo, no se sienta el juez, exclamó: 'Tráeme el sinvergüenza!' Entonces hice que me escapé. "A partir de ahora, los ladrones no se atreven aún más en la casa,

El espíritu frío

Cada estación está determinada por diferentes fabricantes de tiempo. Ya conoce el Ven tormenta padrino y la nube, el espíritu de lluvias. Siempre se despierta de su siesta de la tarde, justo cuando la gente olvida su paraguas en casa. Pero probablemente nunca has oído hablar de Constantino, el espíritu frío.

Konstantin es un compañero perezoso. A pesar de que es un aprendiz de tiempo-fabricante, duerme durante todo el verano. Tan pronto como el frío de las ovejas y de los Santos heladas son más, se deforma en su castillo cálido colchón de plumas. Konstantin no es responsable por las noches frescas en verano. Tampoco es el Bibber King, que evoca los labios azules para todos los niños cuando han estado en el agua de baños demasiado tiempo. Konstantin es el pequeño hombre del tiempo que sólo se despierta cuando el calendario se convierte en el otoño y el invierno. Luego se despega de sus edredones gruesos y bostezos ampliamente. Konstantin es una bolsa de congelación de bienes - pero le gusta hacer que los demás se congelan.

Cuando todo el mundo está temblando y temblando, Konstantin es tan feliz de que su corazón se calienta. A continuación, Konstantin, el espíritu frío, no se congela más. Sin embargo, todos los demás están sacudiendo sus dientes. Tendrá que poner en medias, un anorak y un sombrero nuevo, incluso si protestas a gritos. Pero gracias a Dios Konstantin es un verdadero vago. Siempre se arrastra bajo las mantas en el inicio del otoño y se niega a permitir que las personas se congelan. Entonces el sol viene a través y es un día maravilloso octubre. Se puede usar medias hasta la rodilla otra vez durante el día y que esté satisfecho.

Se espera que un aprendiz Fabricante de tiempo hacer que el tiempo para el cual fue entrenado. En algún momento, Konstantin hace con Gevatter Sturm y padre Frost y hace que la gente tirita que es un verdadero placer. Sólo los esquimales y los osos polares no hacen temblar. Por lo tanto, Konstantin no para enseñar a estas personas para congelar estos días. Se contenta con los que de otro modo existe. Se hace escalofrío ratones vida y en el Himalaya temperaturas caer muy por debajo de cero. Esto es tan agotador para Konstantin que con el tiempo llegará a ser muy, muy cansado. Es por eso que en la primavera que sale a la madre sol de nuevo.

Buenas noches, el viento

El viento barrió a través de las calles de noche. -Recitó tapas de los botes de basura. Dejó que las ramas de los árboles de condenar las ventanas de las casas. Con sus potentes ráfagas hizo el susurro del follaje. Cuando se dirigía hacia la puerta, que silbó suavemente. El viento era fuerte y se mantuvo Paulchen despierto. Porque no podía dormir, se levantó de la cama y corrió a la cocina. "Mamá, mamá, no puedo dormir", dijo con emoción a su madre, "El viento es tan fuerte. Él no me deja dormir."

Su madre suavemente lo tomó de la mano y lo llevó a la cama. Se sentó junto a él en el borde de la cama y escuchó con atención al viento. "Imagínese que el viento iba a cantar una canción de cuna", dijo. "¿Escucha la melodía?" Paulchen dijo nada. También él, escuchó el viento. A medida que el tiro de aire a través de la rendija de la puerta, una melodía silbido. El estruendo de las ramas en la ventana era lo más uniforme que era el reloj. Como acompañamiento se precipitó las hojas y las campanas de basura sacudieron suavemente. Cuando el pequeño Paul oyó el canto del viento, sonrió satisfecho y se acurrucó de nuevo en las almohadas. Poco a poco los ojos cerrados y el viento lo llevaron suavemente a dormir. "Buenas noches, el viento.", Murmuró adormilada, antes de empezar a soñar. Cuando se encontró con el viento en su sueño, humildemente le dio las gracias.

Dormir bien pequeñas gotas de lluvia

Hubo un tiempo en que había una pequeña gota de lluvia. Redonda y brillante, con un vientre reluciente esférica. Junto con su familia vivía muy lejos, lo alto de las nubes en el cielo. Desde allí podía ver el mundo entero: los elefantes en África, los canguros en Australia y, peces de colores muchos en los océanos.

Cada día la pequeña gota de lluvia descubierto nuevos animales, lugares y países, porque las nubes se movían. Se movían de izquierda a derecha y de arriba a abajo. A veces eran muy brillante y tierno, a veces oscuro y el mal. A continuación, se quejaron y hacen ruido. Se estrecharon tantas gotas de lluvia cayeron al suelo. Como un mar de un millar de lágrimas. La pequeña gota de agua, sin embargo, se sentó con firmeza y seguridad en su nube. Satisfecho, bajó la mirada y deseó poder visitar la Tierra en algún momento. Tenía curiosidad y quería ver el mundo entero.

Un día una gran tormenta se acercó. El cielo estaba negro y había un viento helado. Las nubes volaron y empujaron. Tanto es así que la pequeña gota de lluvia no pudo aguantar más. Se cayó y se caían cada vez más hacia la tierra. Se dio la vuelta en un círculo, bailaba con otras gotas de lluvia y animado de alegría. ¿Dónde iba a aterrizar? ¿Con los elefantes? ¿Con los peces de colores? ¿Tal vez en un lugar completamente nuevo? Cerró los ojos y se dejó llevar.

Hasta que de repente dejó de girar. Se estiró muy lentamente, abrió los ojos y vio que había aterrizado en algo abigarrado: un deslumbrante, empapado por la lluvia colgante hoja de un árbol. "Hola," dijo la pequeña gota de lluvia. "Hola", la hoja de susurro. "Está bien que se posó en mí. Así que, ¿de dónde vienen?". La gota de lluvia en posición hacia arriba y ni siquiera podía creer lo lejos que habían sido las nubes. Se veían muy pequeña.

DHE era casi un poco nostálgico, pero luego se dio cuenta de que era mucho más agradable y más caliente en la hoja. Y que su viaje había durado lo bastante duro. "¿Puedo descansar un poco con usted?" Le pidió al papel. "Por supuesto. Permanecer el tiempo que usted quiere. Yo como compañía", respondió. La pequeña gota de lluvia cerró los ojos cansados y se durmió. "Dormir bien, pequeña gota de agua," la hoja todavía en voz baja, envolviéndolo con cuidado para que estuviera a salvo y seguro. Luego se durmió también.

A partir de la niña durmiendo

Érase una vez un viejo manzano y bonito en un jardín. Estaba de pie en un pequeño pueblo en Estiria cuyo nombre no revelamos. Como es habitual, el manzano estaba en plena floración cada año y entonces produjo muchas manzanas maravillosamente fragantes de la variedad "Príncipe Rodolfo".

Incluso nuestras abuelas sabían esta variedad de manzana de Estiria. Ellos hacen muchas tartas de manzana para sus nietos fuera de él. Nada es un final orgulloso de una manzana madura de Estiria, que ser procesado por amantes de las manos en las manzanas al horno, pastel de manzana, mermeladas u otras golosinas. También era posible hacer jugo de manzana para los niños y sidra para los adultos.

En el momento de la cosecha, cuando las manzanas estaban maduras, el primero de ellos se cayó el árbol por sí mismos. Entonces la gente sabía que tenía que conseguir escaleras y las manzanas de cosecha. Mientras tanto, los niños jugaban todo tipo de juegos con las manzanas. Se recolectaron las manzanas que ya habían caído al suelo en grandes cestas. Nadie se dio cuenta de que una de las más hermosas manzanas durmió felizmente bajo el dosel y se escapó todas las miradas. Soñó sueños maravillosos que no tenían nada que ver con compota de manzana o masa strudel. Algunas manzanas no quieren ser disfrutado como sidra, pero cuidado con los copos de nieve bailan o decir buenas noches a la lechuza noche. Es posible que desee viajar una vez. ¿Pero el que pide una manzana lo que quiere hacer con su vida?

Nuestra manzana mejillas-roja se negó a despertar de su sueño feliz. El árbol que ama sus frutos lo protegió con su follaje. Es que una manzana no puede permanecer en el árbol para siempre. Gevatter Herbststurm se asegurará de que algún día. Él zaust los muchos un día manzano y arrancando desde todas las hojas. Entonces se acabó con el refugio para nuestra manzana soñador. Después de todo, la señora Holle tenía una mirada en la mañana y uno tenía la balets copo de nieve. Estaba nevando y nevando. Nuestra manzana despertó de su letargo y se sorprendió. Puesto que él era el único que queda, nuestra manzana soñadora pronto se congeló. Así que después de un tiempo cayó en la cama nieve blanda. Los mirlos que se encontraban fuera de la comida le dieron las gracias por haber estado esperando por ellos.

Julia y el pequeño dragón Ferdinand

Muchos niños les gustaría tener un animal, al igual que usted. Pero muchos padres no permiten eso. Y la mayoría de las veces tienen buenas razones. Pero cuando era un niño pequeño, sabía que una chica llamada Julia. Ella era hija única y no tenía hermanos. La pequeña Julia quería tanto tener un perro como compañero de juegos. Pero el padre estricto no lo permitía.

Julia estaba tan triste que ella no quería comer nada más. A menudo se sentía solo. Papá y mamá trabajaban todo el día. Julia menudo tenía que calentar el almuerzo preparado o ir a la abuela antes de que ella hizo su tarea. Abuela Emmeli miraba triste nieta y pensó: "¡No, eso no va a funcionar!". Ella tomó a la niña de la mano y se fue con ella en el bosque. Allí se le dijo al niño triste del pequeño dragón Ferdinand. Como un niño, la abuela no se le había permitido tener un gato o un conejillo de indias, aunque ella deseaba un animal. Así que se había inventado un pueblo enano y un pequeño dragón llamado Fernando. Siempre que se sentía sola, ella se imaginaba historias en su imaginación de juego en su pueblo enano. El dragón Fernando era su mejor amiga. La abuela tenía muchas aventuras con él. Julia quería saber, de la abuela, donde había vivido el pequeño dragón. "¡Bien!" Dijo la abuela y se río: "Bajo mi manta El más secreto de todos los lugares en los que mis padres no pudieron venir.". Julia supo de repente una solución a sus problemas.

Un año más tarde Julia tenía un mejor amigo que se llama Anna-Lena. Abuela Emmeli quería saber lo que estaban jugando. "Eso es absolutamente secreto!" Dijo Julia. "Pero te voy a decir que el único ser humano. A veces jugar con otros niños, pero a veces también de entrar en el bosque y construir un árbol hueco fuera de las ramas. A veces mi dragón mágico 'Trollauge' viene de visita y, a veces Anna- Leñas caballo salvaje "Dreamwind". Abuela honesta, un mejor amigo es mucho más emocionante que cualquier otra cosa. "Sí, la abuela Emmeli entiende demasiado bien. Y ella también se entiende que a veces hay que inventar una criatura mítica que le pertenece solo a ser feliz.

Paul y la bruja tiempo peligroso

Pablo es un niño pequeño, justo tan antigua como eres. Puede jugar durante horas en el jardín. Paul está contento con un arco iris, así como una curiosa topo. Desde los ordenadores y televisores que no contiene nada, porque el jardín es mucho más emocionante. Paulchen puede cosechar finales de fresas silvestres y descubrir la escarcha en las hojas de otoño. Erizos veces barajan por el jardín al anochecer. Se lamen las patatas hervidas con leche, que en secreto Paul ha puesto debajo de un arbusto. Paul la observa desde su tragaluz con el telescopio.

Pero todo estaba hechizado este verano. Estaba lloviendo cuando Pablo quería ir a nadar. Fue tormentoso frío tan pronto como Pablo se puso los pantalones cortos. Cuando recogió renacuajos de la corriente para llevar a casa en un frasco, una tormenta de repente se encendió.

"Es como hechizado este verano!" El padre de Paul regañado. Así que Pablo llegó a la convicción de que una bruja peligrosa tiempo tenía que estar involucrado. Por supuesto, los adultos tenían otras explicaciones - pero eso no importa. Los padres no pueden saber todo. Una bruja clima puede ser muy peligroso si no se corrige. Eso es lo mismo con los niños pequeños. Ambos tienen sólo bromas malas en sus cabezas. Los niños pequeños, sin embargo, no tienen ningún rayo, sin lluvia constante y sin truenos a la mano si quieren molestar a otros.

Después de que Pablo había identificado la bruja tiempo peligroso como la causa de sus problemas, se retiró a su cuarto de niños. Estaba pensando en un hechizo de ayuda. Sería muy bueno si la bruja tiempo que hace llover sólo por la noche y desaprende cómo hacer una tormenta eléctrica. Pablo intentó el hechizo "Picante basura gigantesca rata rompe truenos Cucaracha Lago", pero no pasó nada. Intentó "Bumfiedel Drumbinatus Kakalimba Kink rotura Frustoribum", pero el nuevo hechizo no parece funcionar. El niño se quedó dormido sobre ella. Pero también fue tedioso para mantener una bruja tiempo peligroso bajo control.

Al día siguiente era hermoso tiempo de otoño. Tal vez uno de los hechizos había trabajado. Paul se trasladó a la laguna con el hermano Tobías y la hija del vecino Ella a los renacuajos de captura. Por supuesto que no les dijo a los dos de la bruja tiempo.

Princesa Pinka y su castillo

Un día, la princesa Pinka fue a dar un paseo en su coche azul. Desde el carro de la princesa Pinka podía ver muchas cosas hermosas - un bosque azul, por ejemplo, y muchos árboles azules. Princesa Pinka pensó que era todo muy bonito, pero le faltaba algo. Algún tiempo más tarde, el coche se detuvo y la princesa Pinka pausa. Se puso de pie en una colina azul y miraba el mundo.

Pero, ¿qué fue eso? En el medio de las montañas azules brillantes hubo un pequeño valle con un bonito castillo. Pero este castillo tenía un color muy extraño. Había un hermoso castillo de color rosa con torretas pequeñas, de color rosa y una gran pradera rosa.

Princesa Pinka quería tener un vistazo de cerca a eso. Ella regresó al carro y continuó en la unidad. Princesa Pinka estaba muy excitado. Un bloqueo de rosa de la princesa que siempre había soñado.

Ella se acercó al castillo - pero espera, alguien estaba sentado en un banco de color rosa y se veía muy triste: una pequeña princesa rosa. Princesa Pinka detuvo y se bajó del carro. "¿Por qué estás tan triste?" Le pidió a la pequeña princesa rosa. "Oh," dijo la pequeña princesa, ¡" No puedo ver todo esto más! ¡Cada noche sueño con un castillo azul y cada vez que me despierto hasta que, se ha ido!" Los ojos de la princesa Pinka amplió. "¿Sabes qué?" Ella dijo. "Estoy exactamente al revés! Yo vivo en un castillo azul. ¡Pero cada noche sueño con un castillo como éste!" La pequeña princesa se puso de pie y apenas podía creer. Los dos se considera por un momento, luego se intercambiaron sus ropas y zapatos y se dirigieron a su nuevo hogar. La pequeña princesa vivió a partir de ahora el contenido en el castillo azul.

ritual de cumpleaños de Timo

Timo tiene su cumpleaños. Incluso su sexto. Eso significa Timo está llegando a la escuela este año. Él no puede esperar para ser uno de los grandes que ya están en la escuela. Se imagina que simplemente genial.

Hay rituales de cumpleaños en la familia de Timo.

Timo piensa que este año va a ser un escolar, pero al menos él quiere toda la forma en que solía ser. Así que en la mañana que es despertado por mamá, papá y Katharina con un Guglhupf, en el que las velas de cumpleaños están encendidas Timo no le gusta pasteles de crema, así que, para él, Guglhupf, al horno por la abuela, está disponible. Todo el mundo canta "Qué bueno que usted nació, de lo contrario habría que perder mucho ..." Timo vigas, se sienta en el borde de la cama y escucha la serenata. Él es presionado por todo el mundo, muy, muy fuertemente abrazó y bebió. Luego se sopla las velas. Si es posible, todos a la vez. Ese fue el comienzo de la mañana del ritual de cumpleaños para Timo.

Lo que se hace en ese día se le permite determinar el niño del cumpleaños en la familia de Timo. Tal vez una visita al Tiergarten, a veces un viaje, al igual que en el año anterior, cuando iban en barco. Eso fue realmente genial. Timo es todavía estamos hablando sobre ello. Por la noche, cuando la abuela y el abuelo, tíos, primos pequeños e incluso Félix, el perro se acercan y hay regalos. Por supuesto, Timo también puede decidir qué comer. Esa es la misma cada año - Schnitzel con ensalada de patatas, su plato favorito. Especialmente Timo le gusta sentarse en el medio como en un trono, y todos en la familia le dice por qué lo ama tanto y está feliz de que existe Timo. Este año que no le gusta que se ponga una corona de cumpleaños más. Dice que es demasiado viejo a la edad de seis años.

Tres amigos pequeño astronauta

Max, Mimi y Moritz están sentados en el jardín. Es la noche. El sol se pone y los tres ya puede ver las primeras estrellas.

"Mira, él es muy brillante, la estrella", grita Max.

"Esa es la estrella de la tarde", grita con orgullo Mimi. "Sé que mi padre me lo mostró ayer".

"Me gustaría ver a la estrella más cercana," Moritz dice en voz baja.

"Se necesita una nave voladora para eso. De esa manera usted puede ir a la luna o de las estrellas", dice Mimi.

Moritz quiere saber eso. "Al igual que una nave espacial que necesita." Mimi sabe. Los tres siento y pienso. ¿De dónde obtiene una nave espacial? De repente Max piensa en algo. Su pequeña casa en el árbol se parece a la nave espacial de la Hombre de arena. Sólo tienes que reconstruir eso un poco. Max, Mimi y Moritz encantan la idea. Que aportan a mamá lo que necesitan: una manta, una caja, una cuerda y un cubo. Porque, estas son todas las cosas que siempre se puede necesitar. Madre les da otro rollo de cartón. Si se mira a través de él, se puede ver las estrellas aún mejor. Un telescopio llama a la mama eso.

Y los tres observadores de estrellas consiguen algo más: toda una cesta de comida. Mama dice que los astronautas comen siempre en su nave espacial y que se les permita hacerlo hoy. Eso es emocionante. Los tres traer las cosas a la casa del árbol. No hace más de una pequeña escalera. Se hacen en el interior de lo más acogedor. La manta viene al suelo. El rollo de cartón entra en la caja. En el cubo viene la bebida y la cuerda que acaba de atar alrededor. Más vale prevenir que lamentar. Y luego se pone muy oscuro y se puede ver las estrellas muy bien. ¡Hay tantos! Los tres pequeños amigos astronautas miran hacia arriba con devoción durante mucho tiempo.

El mundo es tan hermoso.

Las acumulaciones de nieve mágicas

Diez años de edad, Nina camina por la ciudad. Ella quiere ir a la biblioteca y comprar un libro. Ella ve un nuevo negocio. "Adaptar Schneiderlein" excitada que va dentro. "Hola, Sr. Schneiderlein," saluda el sastre. "Oh esta materia con los gatitos es agradable", dice Nina "¿Sabe usted que esto es una cosa muy mágica?" Pide al Sr. Schneiderlein. "Si se cuelga alrededor de la tela y cierra los ojos, lo que puede desear algo y se hará realidad". "No creo que, dice Nina y niega con la cabeza, no hay tal cosa." Pero el sastre a medida pone el tejido alrededor de ella y le dice que cierre los ojos y deseo por algo.

Nina cierra los ojos y piensa. Ella quiere volar. Sí, si eso es correcto con la materia, que lo haga que ella puede volar. "Quería algo", dice Nina y el Sr. Schneiderlein toma su capa de tela de distancia. "Entonces prueba si funciona", dice. Nina extiende sus brazos y sus cambios de arriba a abajo y realmente funciona. Ella vuela alrededor de la tienda y, finalmente, ella vuela fuera de la puerta, alto en el cielo. Lo bonito que es ser capaz de volar con las aves alrededor de la apuesta. Allí se ve a un ladrón de una vieja mujer que tira de un collar de su cuello y llevarlo con ella. Una calle por delante ella ve a un policía. Ella vuela hacia abajo y explica lo que ha visto. "Chica, no me mientas, nadie puede volar", dice el policía y no se mueve.

¿Ahora qué? Nina le muestra que puede volar. El policía se sorprende y ella y las detenciones el ladrón sigue. La anciana se pone boca arriba la cadena y sus gracias con algo de dinero y dulces que ella. Qué gran día Nina piensa y se aleja volando.

La fiesta de pijamas

Lotte está muy excitado. Es invitada a la fiesta de pijamas con su amiga Mia hoy. "Voy a poner el pijama de inmediato?" Ella pregunta, sin esperar la respuesta. Ella se pone su pijama favorito de la cama y empieza a cambiar. "¡Para para!" Su madre se ríe, "vamos a empacar que en su mochila. Y el cepillo de dientes también tiene que ir junto con él. " Y Carlo, que tiene que ir, también, 'dice Lotte.' Él está asustado por lo general cuando no estoy no. "Carlo es conejo de peluche favorito de Lotte.

A continuación, se pusieron en marcha. Mia, sus padres y su hermano Max viven en la misma calle, a sólo tres cuadras de distancia. La casa ya es bastante divertida. Mia no sólo está ahí, pero también Sarah, Jonas, Aylin, Félix, Carolin y Lena - todo desde el jardín de infantes de Lotte. Aparte de Lotte, todos los niños están realmente en ropa de dormir. Lotte piensa que es divertido. Ella ha visto solamente nunca Mia en camisón cuando una vez se quedó con ella. Jonas lleva un pijama con un coche de carreras rojo y Félix con los dinosaurios. Lotte piensa repentinamente, "espero que nadie se ría, ya que traje Carlo ..." Pero luego se olvidó de la idea de nuevo, como Mia tira de ellos de la mano, por las escaleras en la sala de estar. Juegan "Viaje a Jerusalén", pero no con sillas, pero con cojines. Y algunos otros juegos que la mamá de Mia sabe. No se cansará de esta noche.

Todos a la vez, Lotte ve Jonas sentado tranquilamente en su almohada en el suelo. Se ve triste. Lotte tiene una idea. Ella consigue Carlos de la habitación de Mia y se sienta junto a Jonas. "Eso es Carlos", dice en voz baja, lo extiende a Jonas.

"Carlos es un miedoso. ¿Le gusta a protegerlo?" Jonas asiente y sonríe un poco. Ahora no se ve tan triste como lo hizo antes ...

Una pequeña tienda en un lugar aún más pequeña

Sr. Krämer está de pie frente a su tienda y hace señas Otto alegremente mientras se baja del autobús escolar. "Hola Sr. Krämer!", Exclama Otto y corre a su encuentro.

"Bueno, ¿cómo fue en la escuela?" Pide al Sr. Krämer. "Se fue como esto.", Refunfuños Otto. Ya que tiene que ir a la escuela grande en el pueblo vecino, Otto no hacer el aprendizaje divertido. Su antigua escuela era mucho más pequeña y de alguna manera más cómoda. Se ha cerrado desde el pasado verano. También la tienda de flores y el quiosco de prensa se han ido. Sólo el Sr. Krämer con su pequeña tienda está todavía allí. Otto espera que se mantenga de esa manera, porque le gusta estar con el señor Kramer. La tienda cuenta con un millar de cosas por descubrir. Se está parpadeando, espumosos, zumbidos y zumbidos. Además, el Sr. Krämer puede contar las historias más emocionantes.

Hoy Otto es valiente y le pregunta: "¿Vas demasiado lejos" El Sr. Krämer acaricia Otto suavemente sobre la cabeza y sonríe. "Venga." Otto toma su mano y los dos desaparecen en la parte trasera de la tienda. Otto nunca ha estado aquí. Ahora él está de pie con la boca abierta frente a un sinnúmero de fotos. En cada foto se puede ver la pequeña tienda del señor Kramer. Su pequeño pueblo no ve Otto. Él ve altas montañas, África, pingüinos en la nieve, los rascacielos y las islas desiertas.

"¿Pero?" Otto se queda sin habla. ¿Cómo es eso posible? Sr. Krämer pone su mano tranquilizadora sobre el hombro de

Otto. "Siempre estoy donde me necesiten. Ahora me necesitas."

Otto todavía no entiende. Confundido, se sienta en el sofá grande, azul. "¿Quieres un cacao?" Pide al Sr. Krämer. Otto asiente con la cabeza. Kramer señala con el dedo en la mesa. Esta es seguida por un rayo de luz y antes de Otto es una humeante taza de cacao. Ahora Otto entiende y sonríe sobre toda la cara. Kramer se ríe, también. "¿Pero lo que queda nuestro secreto, prometido?" Pide al Sr. Krämer. "Por supuesto", dice Otto, sorbiendo su cacao.

Un impresionante paseo en góndola

Una noche, animal de peluche Balthasar mirar por la ventana. Allí vio un mar de luces en movimiento de ida y vuelta. Él quería saber lo que era, por lo que pidió a su hermana Abigail oso. Dijo que se trataba de góndolas con las luces conectadas. Balthasar tenía idea de lo que significaba y continuó burlan Abigail con preguntas.

"¿Cuáles son las góndolas y por qué se iluminan?"

Abigail respondió: "Esto se llama primera, justo, libre mercado, regular o catedral La gente va allí para divertirse Se sientan en las góndolas intermitente que a su vez alrededor de sí mismos o sobre la cabeza..."

"Quiero probar que, también," respondió Balthasar, gritando con anticipación.

"Pero Balthasar, sabes que no podemos salir solos."

"Ayer, Annabelle dijo que le gustaría visitar la feria mañana al mediodía. ¡Estoy colarse en su mochila en la mañana, así que no estoy solo!"

"Eso es una mala idea. ¿Y si se pierde la mochila?"

"¡No lo hará, estoy en!"

"¡Pero Baaaaalllthaaasar, ella no sabe que!"

"Vaya, bien. Voy a seguir colarse en mi mochila de todos modos. Yo no siempre sólo quiero estar en la cama, también quiero experimentar algo."

Preocupado, Abigail cuidó de Balthasar a la mañana siguiente, ya meterse en la mochila de Annabelle. Él esperó con entusiasmo en la mochila hasta la hora.

Al llegar a la feria Balthasar de repente sintió como algo tambaleado. Se atrevió y abrió una pieza de la cremallera. Estaba sentado en una góndola tambaleante, que fue siempre superior y podría ver a lo largo de la ciudad.

Una vez en casa, le dijo a Abigail acerca de este gran evento y explicó:

"Balthasar, que fue la rueda de la fortuna! Por suerte, que no se marea."

Balthasar, obviamente, parecía que le gustaba el paseo mucho, ya que se quedó dormido cuando Annabelle le había cubierto.

La cola sin fin

Había una vez, dos hermanos, un niño y una niña, vivía en un planeta distante. Este planeta fue en realidad muy similar a nuestro planeta, pero algunos de ellos incluso podrían hacer magia. En medio de todo esto, un día Janina fue de compras con su hermano Karl, porque su madre quería hacer un pastel. Allí no se ve tan usted se imagina una tienda por departamentos. No, incluso en el verano fue todo decorado con cosas bellas. Por ejemplo, en la parte superior del campo es un girasol amarillo, al igual que usted lo sepa, y por la noche brillaba la tienda por departamentos en colores brillantes.

Una vez en la tienda, se llevaron a cabo su nota con los ingredientes y los cargaron, uno por uno, en la cesta de la compra. Pronto se terminaron y se fueron a una de las numerosas arcas. Había mucha gente allí, Janina y Karl parecía una interminable cola. Hablaban en voz baja, mientras que las otras personas pagan sus compras. Pero después de un tiempo Karl se convirtió en un poco reflexivo: "Usted Janina, ¿por qué estamos todavía en el mismo lugar que antes?" Y, en efecto, que no se habían movido hacia adelante. Durante todo el tiempo!

Janina respondió: "¿Cómo puede ser que sólo los demás, pero no llegamos a pagar?" Los dos estaban ya un poco tristes, como la propagación de una amplia sonrisa en el rostro de Karl: "Hermana, yo sé que la madre dijo que deberíamos pisar con los pies si necesitamos un poco de ayuda mágica Y de esta manera: Una vez con la izquierda, y una vez con la derecha. "Por supuesto, ambos trataron de inmediato. Y, de hecho, funcionó. Ya, de repente, que estaban de pie en frente de la caja registradora. Para que pudieran pagar todo, desde el dinero de la madre. Feliz, que fue a su casa y se espera a la torta.

Oso Bruno no le gusta a dormir

Bruno el oso es siempre muy cansado por la noche. Mamá Osa luego lo pone en su cama oso de peluche y lo cubre con amor. Ella lee a poco Bruno todas las noches antes de un cuento para dormir. Bruno le gusta la historia de las dos ardillas que siempre se olvida donde han ocultado sus tuercas. Pero si mamá oso Bruno cree que cansado se queda dormido en paz después de la buena historia la noche, estaba equivocada. Bruno el osito simplemente no quiere dormirse. Él podía faltar una de las muchas historias antes de dormir emocionante Mama Bär conoce.

"Potzblitz", Mama Bär piensa a menudo, no es fácil hacer un pequeño oso pardo cansado. Durante todo el día, el pequeño Bruno retoza alrededor con sus hermanos y prácticas salto mortal frente a la cueva del oso. Se sube a los árboles pequeños y persigue mariposas en el césped. En realidad, tendría que ser muy, muy cansado por la noche. Los grandes hermanos, que ya están en la escuela oso, van a la cama todas las noches. Inmediatamente después de quedarse dormido cuento del oso del papá, soñando con fracciones y el alfabeto oso.

Sólo poco Bruno es todavía completamente despierto porque está a la espera de los cuentos para dormir todo el día. A veces Mama bar tiene que decirle tres historias en una fila. Pero si usted piensa que el pequeño bribón luego se queda dormido, te equivocaste. Sólo mamá oso ronca voz alta en su lectura-silla, ya que la lectura le hizo cansado. ¿Cómo puede un cachorro de oso del sueño poco allí?

Un día la abuela Braunbär vino a visitar. La anciana barba era muy impresionante. Siempre supo algunos consejos. Cuando mamá le dijo que Baer poco Bruno simplemente no quería dormirse, abuela Baer sólo se río. Ella dijo: "Te voy a decir un secreto que mi bisabuela, una vez me ha confiado. ¡No leer cuentos antes de dormir a su pequeño cachorro de oso, pero que prometerle una historia de buenos días! Vas a ver lo que sucede a continuación."

Eso es exactamente lo que hizo mamá oso. Poco Bruno estaba muy decepcionado. Lloró amargamente, pero mamá oso dijo: "Cuanto antes se queda dormido ahora, poco Bruno, cuanto antes se habrá día brillante de nuevo y voy a contar una historia buena mañana en el desayuno. Por desgracia, mi balance de cuentos ha sido agotado".

Cuando el pequeño Bruno despertó a la mañana siguiente, mamá Baer quería mantener su promesa. Poco Bruno saltó de la cama feliz. Él gritó, "Por desgracia no tengo tiempo para las historias. Prefiero practico chanclas con Brummel y ver si el sol está brillando."

El dragón y el viento

¡Más impulso! "Arthuro miró con cierta ansiedad desde la cima de la montaña estaba a 2 metros de largo, dragón azul-verde con ojos amarillos brillantes, grandes espinas de plata -. Y hoy se practica volando con su padre, pero era un poco más difícil de lo que pensaba: ¿qué pasaría si se cayó desde el aire y se rompió un ala?

"Arthur, más impulso!" Arthur y su padre estaban practicando nueva cometa de papel de Arthur por la montaña. Simplemente no funcionó debido a que el viento no sople tan fuerte y Arthur tenía que caminar muy rápido, por lo que el cometa se acercó un poco. Y, por desgracia nunca se quedaba por más de unos pocos segundos ...

"¡Ven, te voy a mostrar de nuevo!" El padre de Arthuro voló en el acto. ¡Funcionó! Arthuro estaba excitado, pero el viento de octubre hasta aquí era justo para él, y lo llevaba fantásticamente.

"¡Grande, Arthur! ¡Sólo un poco más!" El chico de pelo marrón con las pecas en la nariz corrió más rápido que nunca. Sin embargo, él deseaba para un viento poco más. Entonces sería aún más fácil. Cuando levantó la vista hacia la montaña por un momento, no creía que sus ojos: "¡Papá - mirada Un pequeño dragón está practicando con su papá "Sólo la bandera en la cruz cumbre se soltó", su padre se río" vamos, ¡ejecute otra ronda "!

Arthuro estaba volando de manera segura y feliz ahora que casi se había convertido en mitad de la montaña. Cuando vio al muchacho con la cometa de papel, aterrizó detrás de un montón de piedras y lo observó con curiosidad. Sólo que, en segundo lugar, el niño humano contó a su padre lo agradable que sería si su cometa de papel podía volar, así como el pequeño dragón en la montaña. "Sí, sí, ¡mi noble caballero! ¡Los dragones son animales especiales! Y que realmente tienen una gran cantidad de sentimientos hacia ella, ya sea real o papel."

El pequeño dragón estaba muy feliz por el elogio y decidió llevar al niño debajo de las alas. ¿Qué tan bueno que no podía escupir fuego! Tomó una respiración profunda y sopló a través de su nariz tan duro como pudo. "Hooray, él está volando!" Arthur se ha mostrado satisfecho porque su cometa de papel no sólo se quedó en el aire, pero jugó bien con el viento - en función de la cantidad de aire Arthuro dejó escapar de su escondite. "Diviértete, pequeño hombre", pensó. "Tal vez podamos jugar juntos una vez! ¡Después de todo, usted es bueno y cuidadoso con los dragones!"

¿Mamá, que está haciendo el viento?

Lisa va con su madre a la guardería. Lisa es una chica con dos pequeñas trenzas que cuelgan sobre las orejas día tras día. Ella también es una chica muy divertida que le gusta saber todo y por lo tanto a menudo hace muchas preguntas. A veces hay tantas preguntas, a veces se encuentra con las respuestas muy difícil. Entonces se tiene que llegar a una respuesta a sí misma.

Es una mañana gris. "Gris puede ser diferente," dice Lisa. Los adultos no les gusta el cielo gris en el otoño, les resulta aburrido. Lisa le gusta ver las nubes grises. A veces se camina con la cabeza hacia arriba, manteniendo su cara en la dirección de las nubes grises que pasan en el cielo. Ella piensa que algunas nubes parecen animales de peluche. Mamá siempre tiene que reírse de Lisa. Pero Lisa puede ir sólo con la cabeza en las nubes.

Esta mañana es especialmente emocionante. Las nubes se están ejecutando una carrera de hoy. Lisa está observando un pequeño, brillante ovejas nube tomar una ventaja frente a un gran, animal oscuro nube. Lisa aplaude con alegría. Mama dice: "Este es el viento que hace que las nubes corren tan rápido en el cielo". Lisa se detiene. Ella no pensaba en eso. Ella debe pensar inmediatamente en el juego de la diversión que han estado haciendo en la guardería durante unos días. Lisa y otros niños se colocan en círculo, levantando sus brazos, moviendo, soplando con todas sus fuerzas. Ellos han aprendido que el viento mueve las ramas de árbol.

Luego sus espectáculos mamá una serie de hojas de otoño de color marrón que se elevan desde el suelo mágicamente y el giro en el aire. "El viento también hace bailar a las hojas", dice mamá. Lisa se ve profundamente en la cara de su madre y tiene que pedir rápidamente una pregunta: "¿Mamá, que está haciendo el viento"

Una vez más, esta es una pregunta a la que Mama encuentra sólo una respuesta difícil: "El viento es aire que escapa de un lugar a otro Ella tiene prisa. 'Lisa quiere saber más precisamente:' ¿Pero qué hace el viento" mamá intenta de nuevo: "Cuando el aire se caliente por el sol, se convierte en la luz y el aire se eleva entonces en frío se reduce, hasta que se caliente demasiado Así que la tibia y los volúmenes de aire frío siempre intercambian sus lugares..." Antes de Lisa puede pedir a la siguiente pregunta, Mama encuentra que tienen que darse prisa para llegar a la guardería a tiempo. Lisa gemidos, entonces ella tiene que llegar a una respuesta a sí misma.

Cuando por fin llegaron a la guardería caliente, Lisa era repentinamente bien. ¡Por supuesto! El aire tiene prisa para llegar a un lugar cálido. Lisa podría entender que muy bien.

Cenicienta del cuento historia

Hubo un tiempo en que había una chica llamada Cenicienta que vivía con su madrastra y dos hermanastras. Pobre Cenicienta tuvo que trabajar duro todo el día por lo que el resto podría descansar. Tenía que despertar cada mañana cuando estaba oscuro y frío para encender el fuego. Ella cocinaba las comidas. Fue ella la que mantiene el fuego corriendo. La pobre no podía mantenerse limpio de las cenizas y las cenizas por el fuego.

"¡Que desastre!" ella se río dos hermanastras. Por eso la llamaron "La Cenicienta".

Un día, una gran noticia llegó a la ciudad. ¡El rey y la reina tendrían una pelota! Ya era hora de que el príncipe encontró una novia. Todas las jóvenes en el país fueron invitados a venir. ¡Estaban locos de alegría! Que iban a poner en su vestido más hermoso y vestir el pelo muy bien. Tal vez el príncipe quisiera ella!

Con Cenicienta, que ahora tenía un trabajo extra para hacerlo. Ella tuvo que hacer dos nuevos vestidos para sus hermanastras.

"¡Más rápido!" -Gritó una hermanastra.

"¿Llamas a eso un vestido?" El otro estaba cantado.

"¡Oh querido!" dijo Cenicienta. "Cuando puedo-"

La madrastra entró en la habitación. "¿Cuándo puede QUÉ?"

"Bueno", dijo la chica, ¿" cuando voy a tener tiempo para hacer mi propio vestido para el baile?"

"¿Tú?" -Exclamó la madrastra. "¿Quién dijo que iría a la pelota?"

"¡Que risa!" Dijo un hermanastro.

"Un caos tal!" Ellos apuntaron a Cenicienta. Todos rieron.

Cenicienta dijo a sí misma: "Si nos fijamos en mí, es posible que vea un desastre. Pero yo no soy así. Y si pudiera, me gustaría ir a la pelota".

Pronto fue tiempo para la madrastra y hermanastras para ir a la gran fiesta. Su hermoso carruaje llegó a la puerta. La madrastra y hermanastras saltaron. Y ya no estaban.

"¡Adiós!" Exclamó Cenicienta. "¡Que te diviertas!" Pero su madrastra y hermanastras no se volvió a verla.

"¡Ah, yo!" Cenicienta dijo con tristeza. El carruaje por la calle. Ella dijo en voz alta: "¡Me gustaría poder ir al baile, también!"

Entonces - ¡Uf!

De repente, un hada estaba frente a ella.

"¡Me gustaría poder ir al baile, también!"

"Usted ha llamado?" Dijo el hada.

"¿Yo tengo?" dijo Cenicienta. "¿Quién eres tú?"

"Bueno, por supuesto, ¡su diosa de hadas! Yo sé que su deseo y he llegado a concederlo."

"Pero ..." dijo Cenicienta, "mi deseo es imposible."

"¡Perdóneme!" Dijo el hada madrina con rabia. "¿No acabo de pop de la nada?"

"Sí, usted tiene", dijo Cenicienta.

"Entonces déjame ser el que dice lo que es posible o no!"

"Bueno, creo que sabes que yo también quiero ir a la pelota". Miró a su ropa sucia. "Pero mira a mí."

"Te ves un poco confundido, niño," el hada madrina ha dicho.

"Incluso si tuviera algo hermoso al desgaste", dijo la chica, "no tendría un camino."

"El amor de mí, todo esto es posible," dijo el hada. Ella se tocó la varita en la cabeza de la Cenicienta.

Cenicienta fue repentinamente limpio. Llevaba un vestido azul hermoso. Su cabello estaba en lo alto de su cabeza en una cinta de oro.

"¡Eso es maravilloso!" Said Cenicienta.

"¿Quién dijo que estoy hecho?" Dijo el hada madrina. Ella se tocó la varita de nuevo. Inmediatamente después, nació un hermoso carro con un conductor y cuatro caballos blancos.

"¿Y sueño?" Cenicienta dijo, mirando a su alrededor.

"Es tan real como puede ser real," dijo el hada madrina. "Pero hay una cosa que necesita saber."

"¿Qué es esto?"

"Todo esto sólo dura hasta la medianoche. Esta noche, a la medianoche, todo ha terminado. Todo va a ser como era antes."

"Entonces tengo que asegúrese de dejar la pelota antes de la medianoche!" dijo Cenicienta.

"Buena idea," dijo el hada madrina. Dio un paso atrás. "Mi trabajo está hecho." Y con eso se había ido el hada madrina.

"Sólo dura hasta la medianoche."

Cenicienta miró a su alrededor. "Sucedió eso?" Pero ahí estaba ella con un vestido precioso y tenía un cinto de oro en el pelo. Antes de su esperó a su conductor y cuatro caballos.

"¿Proviene?" Llamado el conductor.

Se metió en el carro. Y que se habían ido.

En la bola, el príncipe no sabía qué pensar. "¿Por qué tienes que expresión de tristeza en su cara?" La reina dijo a su hijo. "Mira a tu alrededor, no se puede pedir para las chicas más hermosas que éstos."

"Lo sé, madre," dijo el príncipe. Aun así, sabía que algo estaba mal. Había conocido a muchas de las mujeres jóvenes. Sin embargo, después de decir "hola", poco a poco, no pudo decir nada más.

"¡Apariencia!" Alguien señaló a la puerta principal. "¿Quién es este?"

Todas las cabezas se volvieron. ¿Quién fue la hermosa chica que bajó las escaleras? Ella mantuvo la cabeza alta y parecía como si perteneciera a la misma.

Pero nadie la conocía.

"Hay algo en ella," el príncipe dijo a sí mismo. "Voy a invitarla a bailar." Y se acercó a Cenicienta.

"¿Nos hemos encontrado?" Dijo el príncipe.

"Estoy muy contento de conocerte ahora", dijo Cenicienta con un arco.

"Siento como si te conozco", dijo el príncipe. "Pero, por supuesto, eso es imposible."

"Muchas cosas son posibles", dijo Cenicienta "si se quiere que sean verdad."

El príncipe sintió un salto en su corazón. Él y Cenicienta baila. Cuando la canción terminó, bailaron de nuevo. Y luego bailaron una y otra vez. Pronto, las otras vírgenes en la pelota eran celos. "¿Por qué está bailando con ella todo el tiempo?" Ellos dijeron. "¡Qué grosero!"

Pero el príncipe sólo podía ver la Cenicienta. Se rieron y hablaron y bailaban aún más. De hecho, bailaron tanto tiempo que Cenicienta no vio el reloj.

"¡Polla!" Dijo el reloj.

Cenicienta alzó la vista.

"¡Polla!" Fue de nuevo el reloj.

Miró hacia arriba de nuevo. "Oh, ¡mi!", Exclamó. "¡Es casi medianoche!"

"¡Polla!" El reloj sonó.

"¿Por qué es tan importante?" Dijo el príncipe.

"¡Polla!" -Exclamó el reloj.

"¡Tengo que ir!" dijo Cenicienta.

"¡Polla!" Fue el reloj.

"¡Oh mí!" Ella gritó. "¡Es casi medianoche!"

"Pero nos acabamos de conocer!" Dijo el príncipe. "¿Por qué ir ahora?"

"¡Polla!" El reloj sonó.

"¡Tengo que ir!" dijo Cenicienta. Ella corrió hacia las escaleras.

corrió en.

"¡Polla!" Dijo el reloj.

"¡Por favor, espere un momento!" Dijo el príncipe.

"¡Polla!" El reloj sonó.

"¡Adiós!" Cenicienta se volvió una última vez. Entonces ella salió de la puerta.

"¡Polla!" El reloj estaba en silencio. Era medianoche.

"¡Espere!" -Exclamó el príncipe. Él levantó la zapatilla de cristal y salió por la puerta. Miró a su alrededor, pero no podía verla en cualquier lugar vestido azul. "Eso es todo lo que queda de ella," dijo, mirando hacia abajo en el zapato de cristal. Vio que se ha hecho de una manera especial para adaptarse a un pie como ningún otro. "Hay otra zapatilla de cristal en alguna parte", dijo. "Y si lo encuentro, voy a encontrar demasiado. ¡Entonces le morderá a ser mi novia!"

De cabaña en cabaña, de casa en casa, el príncipe fue. Una mujer joven con el otro tratar de poner el pie en el zapato de cristal. Pero nadie podía igualar. Y el príncipe siguió adelante.

Finalmente, el príncipe llegó a la casa de Cenicienta.

"¡Él está viniendo!" -Gritó una media hermana y miró por la ventana.

"¡En la puerta!" Gritó la otra hermanastra.

"¡Rápido!" -Exclamó la madrastra. "Prepárense, uno de los dos tiene que ser el que encaja el pie en esta zapatilla, ¡no importa qué!"

El príncipe llamó. La madrastra abrió la puerta. "¡Adelante!" Ella dijo. "Tengo dos hermosas hijas se puede ver."

La primera media hermana trató de poner el pie en el zapato de cristal. Se intenta, pero simplemente no funcionaría. A continuación, la segunda hermanastra trató de poner su pie en el interior. Lo intentaron con todas sus fuerzas. Pero no dados.

"¿No hay otras mujeres jóvenes en la casa?" Dijo el príncipe.

"Ninguno", dijo la madrastra.

"Entonces tengo que ir", dijo el príncipe.

"Tal vez hay uno más", dijo Cenicienta, entrando en la habitación.

"Pensé que había dicho que no había otras mujeres jóvenes aquí," dijo el príncipe.

"Nada de importancia!" Dicho el silbido madrastra.

"Ven aquí", dijo el príncipe.

Cenicienta se acercó a él. El príncipe se arrodilló y trató el zapato de cristal en su pie. ¡Queda perfecto! A continuación, la Cenicienta sacó algo de su bolso. ¡Era la otra zapatilla de cristal!

"¡Lo sabía!" El exclamó. "¡Eres el indicado!"

"¿GUERRA?" Llamado una hermanastra.

"¡No tú!" Gritó la otra hermanastra.

"¡Eso no puede ser!" -Exclamó la madrastra.

Pero fue demasiado tarde. El príncipe de Cenicienta sabía que era el elegido. La miró a los ojos. Vio ni las cenizas en el pelo ni las cenizas en su cara.

"¡Te encontré!" Él dijo.

"Y te encontré", dijo Cenicienta.

Y así Cenicienta y el príncipe se casaron y vivieron felices para siempre.

Viene caída

Anna, el murciélago se estiró con descaro la nariz fuera del establo y la apagó. Sí, podía oler muy claramente, que estaba en el aire. Juicio, sí - con claridad, el aire olía a otoño, después de arado, tierra fresca. Su morada, el granero, pertenecían al padre de Peter. Pedro y sus padres vivían en esta granja. El gran granero servido de refugio a Anna y sus amigos del palo. Un buen lugar para dormir!

Pedro conoció a Anna, el murciélago, frente al establo y dijo misteriosamente: "Anna, ha llegado el tiempo de otoño Es y mi partido es mañana ¿Estás listo para el espectáculo de nuevo e informar a sus amigos!?" El murciélago se agitaba con entusiasmo alrededor ¡los árboles! En los otros murciélagos, porque ellos también deben saber: ¡Empezó otra vez!

Peter ya estaba cortando cabezas de calabaza y decorar el patio con ella, candelitas hicieron brillar su rostro. telarañas artificiales se colgaron en las cercas y paredes y mantas se convirtieron en fantasmas. Se suponía que iba a ser un poco misterioso. Los invitados llegaron y fue violentamente celebrado y estragos. ¡Todos estaban vestidos como fantasmas, brujas o vampiros y ahora el espectáculo comenzaría!

El disfrazados inició en el campo de maíz. El padre de Peter había construido un laberinto de maíz fuera de ella y los niños ya estaban buscando la salida. En la penumbra, los niños corrían alrededor de la risa a encontrar el camino correcto.

Pedro dio la señal: ¡silba!

¡Y ya que los murciélagos comenzaron su vuelo! Ellos whizzed violentamente a través del campo de maíz y con inmersiones los murciélagos volaban por encima de las cabezas de los niños hasta que gritaron y rieron. "Los murciélagos están haciendo su show con nosotros - juchuuu!" gritaron los niños.

¡Una y otra vez los murciélagos revoloteaban alrededor de los niños y todo el mundo tenía un montón de diversión! Anna se río y Peter le llama como el lazo se quitó el bate hacia el establo: "Anna de nuevo el próximo año!

Ahora se realiza un ciclo

Cuando papá Bär llegó a casa del trabajo, dijo alegremente a Mama Bär e hijo Tommy: "Hoy es una hermosa tarde de verano Vamos de excursión:!! Ahora es el momento para cambiar" Mama Bär lleno algunos dulces y bebidas y la familia de los osos guardó todo en sus cestas de bicicleta. Tommy bar estaba muy feliz - un paseo en bicicleta de picnic sería divertido! Los tres comenzaron felices y su camino los llevó más allá prados, arroyos, lagos y bosques y sus bicicletas laminados a través de sus animadas patadas en los pedales cada vez más a través de la hermosa naturaleza.

Tommy Bär exclamó con entusiasmo: "Mamá, papá, ¿vamos a pasar la casa de Patty Hase de inmediato -? Que ella conducir con nosotros" Mamá y papá oso no tenían nada en contra de ella y así Tommy llamó a la puerta de la liebre. Después de Patty había recibido el permiso de mamá y papá Hase, el grupo ahora el ciclo de encendido a cuatro, listo para encontrar un lugar de picnic pronto y cenar con gusto.

Durante un claro del bosque, los tres osos y Patty Hase encontraron un lugar que era una maravilla para el picnic. Un gran árbol proporciona sombra y el claro se abrió un pequeño parche de prado. Hay Tommy y Patty podrían desempeñar después el fortalecimiento de una pequeña bola, porque así Patty había dado por una pelota en la canasta. ¡Oh, lo divertido que sería!

Después de comer en la manta de picnic todo tipo de delicias como la miel, zanahorias, manzanas, jamón, queso y unas galletas de miel y leche y cacao bebían, se dirigieron a la pradera. La pelota voló ida y vuelta y el osito y la conejita jugó el lanzamiento del juego alegre y captura. De vez en cuando mamá y papá bar también estaban presentes y jugaban con la pelota por cuatro.

Ahora tenían que hacer su camino de regreso lentamente, porque pronto el sol se ponía. Reforzada por el picnic y feliz en sus corazones, entregaron a Patty el conejo y se fueron a casa.

El martín azul

Ocho años de edad, Jessica vivía con sus padres cerca de un sendero. Esto se deslizó a lo largo de una rama del río. Los domingos la gente manejaba en él con el bote de remos a dar un paseo. Disfrutaron de los sauces y árboles gigantes que se sumergen bajo sobre el río.

Fue sombra en la orilla del río, tranquilo y misterioso. Jessica no se le permitió ir cerca de la orilla solo - pero a veces lo hacía. Había un banco azul que se coloca en una pequeña península en la orilla del río. A veces fue allí domingos por la mañana para ver los gansos de Canadá. La chica se sentó allí, mirando esas maravillosas aves se reúnen en manadas y escuchar sus conversaciones en voz alta. Jessica pensó que esto era un lugar lleno de magia. Estaba sola con los gansos. Jessica imaginó ese pedazo de bosque por el río era sólo de ella. Pero, por supuesto, que los seres humanos son únicos huéspedes en la naturaleza. Pertenece a sí mismo. Y está llena de milagros.

Una mañana, mientras que los padres eran todavía dormidos, Jessica estaba sentada en su banco por el río otra vez, a la espera de los gansos. Pero ellos no vienen por la mañana. En su lugar, una pequeña Kingfisher azul vino. Se sentó en una de las ramas en el borde del agua. Jessica apenas se atrevía a respirar, por lo que era bastante pequeño pájaro con su panza naranja-amarillo y el azul brillante plumaje. Nunca se había visto una hermosa ave semejante. De repente, el pequeño tiro Kingfisher en el agua. Pronto reapareció con un pequeño pez en su pico. Jessica se comportó tan silencioso como un ratón. El pájaro azul brillante voló de regreso a la rama que había estado sentado y se comió su pescado. Después de eso, se sentó en silencio en su rama durante un tiempo. Parecía sueño. De repente, una rama se quebró en alguna parte y el ave tímida fue volando.

Jessica se dirigió rápidamente a casa para decirle a sus padres sobre esta maravillosa experiencia. Por supuesto, los dos regañó, porque ya estaban preocupados. Las niñas no se les permite ir a un río solo. Pero que Jessica amaba la naturaleza tanto, los padres podrían comprender también.

La canoa cosquillas

A lo lejos, en Estados Unidos, allí vive el pequeño indio Pintu con sus padres en una tienda india colorido.

Hoy es el cumpleaños de Pintu. "Usted ya es un niño grande. Es por eso que obtiene su propia canoa", dice el padre de Pintu.

Pintu es muy feliz. Se le permitió montar con los adultos, e incluso remar. Pero canoas de los adultos eran demasiado grande para él y difícil de manejar.

Su propia canoa es la correcta. Es más pequeño que una canoa de adultos y mucho más colorido y divertido pintado.

Pintu toma su nueva canoa y corre hacia el río. La madre de Pintu está preocupado. "¿Qué pasa si la corriente del río es demasiado fuerte y las olas son demasiado altos?" "No se preocupe, es una canoa muy especial, ¡nada puede pasar a él!" Ríe el padre de Pintu.

Río abajo, Pintu quiere dejar la canoa en el agua. El río es muy inquieto y salvaje en este punto, pero Pintu siente valiente.

A medida que permite la canoa en el agua, que de repente empieza a saltar y reír, por lo Pintu no puede entrar. "¿Qué está pasando?" Pide Pintu. "Estoy muy delicado, no puedo estar en el agua con fuertes corrientes y olas altas. ¡Sácame!" Dice la canoa. Pintu maravillas. ¿Una canoa que se puede hablar y tiene cosquillas? ¿Qué debe hacer con una canoa cosquillas? "Déjame en el agua en un lugar tranquilo." Sugerir la canoa. "Las corrientes y las olas no me hacen cosquillas y es más seguro para usted." Pintu le gusta la idea. Toma la canoa y lo deja en un lugar tranquilo en el agua. Aquí la canoa no salta y risa. Pintu puede entrar y felizmente tanto paddle en el río. Si el más salvaje del agua, la pequeña canoa no continúa, ya que es demasiado delicado.

Los padres de Pintu no tienen que preocuparse por Pintu estar en peligro.

El libro mágico

En el exterior, una terrible tormenta estaba en su apogeo. Sonja yacía aburre en la cama. Hojeaba un libro de cuentos. Fue un regalo de cumpleaños de su tía. Después de un rato se durmió lentamente. Cuando se despertó, Sonja se encontró en un campo verde. Confundido, se puso de pie. ¿Cómo había llegado aquí? Febrilmente pensó en qué hacer ahora. Desde que era un extraño a la zona, que acaba de funcionar en una dirección. En un primer momento, Sonja vio nada excepto muchos árboles altos y arbustos.

La chica no quiere ser golpeado. Era una niña valiente después de todo. Se limitaría a buscar ayuda. Alguien tenía que estar en alguna parte.

Ella continuó por un tiempo y finalmente llegó a una pequeña casa. Vapor blanco se levantó de la chimenea. El aroma de bollos de canela atraer derramado de las rendijas de la ventana.

Tentativamente, Sonja llamó a la puerta. Casi inmediatamente, esta se abrió. Una anciana con el pelo blanco como la nieve y las mejillas muy rojas detrás. "Hola", dijo Sonja con incertidumbre. Probablemente estaba perdido. ¿Me puede decir cómo encontrar mi espalda camino a mi habitación? - "Entra en primer lugar," la mujer respondió alegremente. "No tengan miedo. A continuación, tratar mis rollos de canela frescos. Es sólo terminado."

Sonja sentó muy bien en la mesa y le mordió en la masa. Tenía un sabor celestial. La masa era suave sedoso. El azúcar de vainilla derretido en la lengua y las pasas hizo muy jugosa.

Ella se sirvió de cacao caliente. Ella comió hasta que estuvo lleno. A continuación, con los ojos cerrados de nuevo.

La próxima vez que se despertó, fue sorprendentemente en la cama de nuevo. Sonja se dio cuenta de que probablemente había soñado. Estaba a punto de cerrar de golpe el libro cuando la anciana del sueño le hizo un guiño de un lado.

La señora Hexhex

Todos los días en el camino a la escuela y de regreso Olivia pasa por una hermosa casa donde un viejo vidas dama. A veces se la ve en el patio delantero, pero nunca dice nada a ella. Los otros niños dicen que la vieja es una mala bruja. Un día, Olivia olvida su mochila en el autobús escolar. Pero ella no se da cuenta hasta que es casi en frente de la casa de la anciana. "¡Oh no, mierda!" Olivia dice que cuando ella se da cuenta de ello. Como siempre, la anciana está de pie frente a su casa. "¿Qué pasa, mi hijo?" Ella le pregunta en voz baja. Olivia responde cortésmente lo que pasó. "Tal vez su padre puede recoger el maletín en la parada de autobús más cercana?"

Pero Olivia no se atreve a decirle a sus padres que era exigente, así y se olvidó su bolso. "Hm", dice la anciana. "Tal vez pueda ayudar". "Ella? Pero usted es una bruja malvada ..." Olivia rápidamente pone su mano sobre su boca. "Lo siento, los otros niños decir que". La anciana se limita a sonreír. "Soy la mujer Hexhex. Y usted, ¿cuál es tu nombre? " Soy Olivia. ¿No está enojado? 'La anciana se ríe ahora' No. Ven en el patio delantero". Olivia se acerca a ella.

La señora Hexhex murmura algo y de repente una escoba sale volando. "Vamos, levantarse," dice ella, ayudando a Olivia subir a la escoba. La escoba se eleva en el aire y ambos vuela alto. Olivia se excita "la señora Hexhex, donde estamos volando?". "Déjese sorprender", dice ella y empuja el tubo. ¡Hui, que era un viento! Después de unos minutos llegan a la parada de autobús y de la tierra al lado del autobús. Olivia puede traer su mochila y es feliz. "La Sra. Hexhex, eres una bruja buena y me han ayudado mucho," ella llama, una copia de seguridad en el aire y que brilla en toda su cara.

La torta pirata

Lotta quiere ser sólo una cosa en su vida: un verdadero pirata. Eso debe ser una vida excitante. Cada aventura de un día, todos los días haciendo lo que quiere. Bueno, no del todo. Por supuesto, Lotta sabe que a medida que un pirata que tiene que obedecer a su capitán. Eso no importa, por supuesto Lotta quiere ser capitán. "Capitán del pirata Lotta," que suena muy bien.

Lotta tiene su cumpleaños pronto. Ella tiene cinco años. Ella ya está muy excitada, cumpleaños es algo agradable. Usted recibe visitantes, se obtiene presentes y se obtiene un gran pastel. Espera - Lotta es un poco de miedo. ¿Comiendo pasteles de piratas? Lotta nunca ha oído que, piratas reales comen palitos de pescado y cosas por el estilo. ¿Pero la torta? Lotta piensa por un largo tiempo. Ella quiere tanto ser un pirata, pero también quiere realmente una gran tarta de cumpleaños.

Por la noche, Lotta le pregunta al padre si los piratas comen pastel. Pero eso sí, el padre dice, los piratas están comiendo constantemente pastel. Todos los domingos y cada cumpleaños. Pero no un poco de torta, que debe ser una verdadera torta pirata. Y para eso se necesita una receta secreta. Una muy real, secreta receta de pastel pirata.

Al día siguiente, el padre viene con una nota que se parece a un mapa del tesoro. Lotta ya ha visto los mapas del tesoro en su libro pirata. Ella sabe mucho. No es un mapa del tesoro, que es una verdadera receta para un pastel pirata. Papá lo compró a un viejo pirata que conoció en una librería. Qué dijo papá.

Al día siguiente, papá y Lotta hornear el pastel pirata por sí mismos. Y eso va a ser grande. Se convierte en un muy buen pastel, con nueces y chocolate en el mismo. Y está decorado: Papá y Lotta de color azul pastel y hacer un barco pirata de mazapán. El barco puso en el pastel por encima de ella. Debido a que todavía hay un poco de izquierda mazapán, que amasan algunos peces. A continuación, la torta pirata está listo. ¡Es el pastel pirata bella mayoría en el mundo!

El árbol de la luciérnaga

Anna ya estaba sentado en la cena cuando entró Valentín preguntó: "?! Anna, ¿vienes Mi gato Minka se ha ido y tengo que volver a encontrarla antes de que oscurezca" Anna inmediatamente se levantó y se unió a su novio. Se puso la chaqueta caliente y partió con Valentin. El día había sido hermoso y Anna había jugado con Valentin y su gato hasta Mama llamada para la cena.

"Minka venga, vamos, pequeño gatito!" Los niños llamados por la curiosidad para el atigrado de color marrón rojizo. Registraron la casa, el jardín y el establo. De repente, Anna llamó con emoción: "Valentin, aspecto, aquí se puede ver una pista de gato!" Valentin llegó rápidamente. Él estaba muy emocionado. "Sí, la veo demasiado. ¡Vamos, vamos a correr a por ti!" Los dos amigos se tomaron entre sí por la mano. Valentin volvió a mirar más de cerca la pista. "¿Has visto a Anna? Hay una luciérnaga sentada allí. ¡Hay que darse prisa, porque pronto la noche va a venir!" Anna miraba hacia el frente. Los niños se dieron cuenta de que ya estaba empezando a oscurecer. "Mira, Valentin, ¡todavía hay una luciérnaga sentado allí!" Anna respondió. Los niños corrieron junto al pequeño animal.

Incluso antes de que el bulbo del escarabajo lindo salió, Anna y Valentín vistos otro rastro del pequeño gato. Los niños se sorprendieron sólo brevemente y luego continuaban la búsqueda. Anna apretó apretado la mano de Valentine y tiró de él hacia delante. "Valentin, Valentin, aquí son aún más luciérnagas. ¡Creo que nos muestran el camino!" Anna y

Valentín siguieron el rastro resplandeciente y llegaron a un árbol que estaba cubierto con las luciérnagas por todas partes.

Minka se sentó con los ojos brillando en una rama y gimió miserablemente. Pero el árbol elegido por el pequeño gato estaba lleno de luciérnagas y parecía tan brillante como el sol. Valentine subió con agilidad en el árbol y felizmente hizo caer su pequeño gatito nuevo. Incluso antes de que se puso muy oscuro, los amigos hicieron su camino a casa y dieron su leche a la pequeña fugitiva. En silencio, Anna dijo antes de que ella se alejó del árbol, "Gracias, ¡pequeñas luciérnagas, que nos mostró el camino!"

CPSIA information can be obtained
at www.ICGtesting.com
Printed in the USA
BVHW061013040321
601714BV00001B/54

9 781801 841740